ÉTUDE CLINIQUE DES FORMES ATTÉNUÉES

DE LA

PARALYSIE ALCOOLIQUE

PAR

Le Docteur François BOISVERT

Ex-interne, lauréat (*quater*) des Hôpitaux de Bordeaux
Membre et lauréat (*bis*) de la Société d'anatomie
et de physiologie de Bordeaux

PARIS

G. STEINHEIL, ÉDITEUR

RUE CASIMIR-DELAVIGNE, 2

1888

ÉTUDE CLINIQUE DES FORMES ATTÉNUÉES

DE LA

PARALYSIE ALCOOLIQUE

IMPRIMERIE LEMALE ET Cie, HAVRE

ÉTUDE CLINIQUE DES FORMES ATTÉNUÉES

DE LA

PARALYSIE ALCOOLIQUE

PAR

Le Docteur François BOISVERT

Ex-interne, lauréat (*quater*) des Hôpitaux de Bordeaux
Membre et lauréat (*bis*) de la Société d'anatomie
et de physiologie de Bordeaux

———◦—◦•◦◦——————

PARIS

G. STEINHEIL, ÉDITEUR

2, RUE CASIMIR-DELAVIGNE, 2

—

1888

ÉTUDE CLINIQUE DES FORMES ATTÉNUÉES

DE LA

PARALYSIE ALCOOLIQUE

INTRODUCTION

Les paralysies alcooliques, quoique leur étude soit de date encore récente, appartiennent au domaine des connaissances classiques.

Les nombreuses observations publiées en Angleterre, en Allemagne et en France, sont du reste plus que suffisantes pour montrer combien sont fréquents les troubles moteurs liés à l'abus de l'alcool. Leur symptomatologie a un caractère particulier qui permet de les différencier des autres formes de paralysie. Mais jusqu'ici les auteurs ont eu leur attention portée plus directement sur les faits d'impotence musculaire complète liée à la toxicité des liquides alcooliques.

Dans le cours de mes études médicales j'ai eu l'heureuse fortune d'appartenir par deux fois au service de M. le Prof. Pitres, doyen de la Faculté de médecine de Bordeaux. C'est sous la direction de ce maître vénéré que j'ai eu à étudier des malades présentant des cas de paralysie fruste éthylique.

J'ai pensé que ce serait là un sujet assez intéressant pour

faire de nouvelles recherches dans cette voie et je n'ai trouvé dans les divers auteurs qui ont parlé de ce chapitre de pathologie nerveuse que quelques rares exemples de faits semblables à ceux que j'avais observés ; aussi je viens simplement résumer les quelques observations qui m'ont paru intéressantes pour servir plus tard à étendre le cadre des phénomènes moteurs liés à l'ingestion inconsidérée de l'alcool.

Ma thèse sera divisée de la façon suivante :

Un premier chapitre comprendra l'historique de la question.

Dans le second je rappellerai les symptômes des paralysies alcooliques en y ajoutant la description de deux faits nouveaux que j'ai observés.

a) La fréquence de coliques chez les alcooliques en imminence de paralysie.

b) Le rapport de ces coliques et des douleurs fulgurantes des membres avec les troubles moteurs.

En troisième lieu je traiterai : 1° des parésies alcooliques matinales (passagères).

2° Des parésies éthyliques limitées à un nerf.

3° Des parésies diffuses des membres supérieurs.

4° Des parésies diffuses des membres inférieurs.

Enfin, je publierai en terminant une observation inédite de paralysie alcoolique des quatre membres.

Que tous mes maîtres de la Faculté de médecine de Bordeaux reçoivent ici l'assurance de mon inaltérable reconnaissance.

Que particulièrement M. le Prof. Pitres, qui m'a guidé dans ce travail, daigne agréer mes plus sincères remerciements pour les précieux conseils qu'il m'a toujours donnés et les témoignages affectueux qu'il n'a cessé de me prodiguer.

M. le Prof. Damaschino a bien voulu accepter la présidence de ma thèse, je le remercie sincèrement de l'honneur qu'il me fait, et du bienveillant accueil que j'ai reçu de lui.

Mille fois merci également à tous ceux de mes amis qui ont bien voulu m'aider dans la traduction des observations anglaises et allemandes que j'ai dû consulter pour compléter ce travail.

PREMIÈRE PARTIE

CHAPITRE PREMIER

HISTORIQUE

James Jackson serait le premier qui, en 1822, aurait soupçonné l'existence des paralysies dues à l'ingestion de l'alcool.

C'est plus particulièrement à dater des travaux de Magnus Huss sur ce même sujet que la connaissance des paralysies alcooliques devient un fait acquis et c'est lui qui le premier en a donné une description fidèle.

Bientôt après, environ dix ans plus tard (1864), M. Lancereaux attribuait leur véritable cause aux névrites périphériques, tout en complétant les détails cliniques de ces accidents que ses devanciers venaient de décrire.

Un peu plus tard Leudet rapporte les lésions du nerf cubital d'un individu qui aurait succombé après avoir eu des accidents nombreux liés à l'intoxication alcoolique.

Puis il publie 15 cas d'accidents paralytiques dus à la même intoxication.

En 1868, Thompson fait connaître en Angleterre cinq observations et un examen de la moelle; dans ces cas les symptômes signalés sont manifestement ceux de la paralysie alcoolique et les lésions des nerfs péroniers et tibiaux auraient été très marquées.

Puis viennent quelques observations de Handfield Jones et

celles plus connues de Wilks publiées dans la « Lancet » de 1872 qui sont des cas de paraplégie alcoolique.

A la même époque Lockhart Clarke observait aussi des faits du même genre.

Le résumé de tous ces cas est publié en 1881 dans la Gazette hebdomadaire de médecine et de chirurgie par M. Lancereaux, où l'étude anatomo-pathologique d'un certain nombre des lésions attribuables à l'alcool est rapportée très minutieusement.

Depuis lors Fischer, Myrtle, Glynn, Moeli, Dreschfeld, Broadbent en ont publié de nouveaux exemples, quelques-uns avec examen histologique des nerfs.

Nous en arrivons ainsi aux leçons que fit M. le Prof. Charcot en 1884 et dans lesquelles il donne une description magistrale de cette nouvelle forme de paralysie.

Après lui Hadden, Seeligmuller, résument quelques nouveaux faits de ces mêmes troubles moteurs.

En 1885 paraissait enfin la thèse d'Œttinger, véritable travail d'ensemble, absolument complet au point de vue de la symptomatologie et du diagnostic et dans lequel j'ai largement puisé un bon nombre des documents de mon travail.

La thèse d'agrégation de M. Brissaud (Paris, 1886) vient compléter le chapitre des paralysies alcooliques et plus particulièrement fait le parallèle des divers accidents nerveux liés aux intoxications (alcoolique, arsenicale, par le sulfure et l'oxyde de carbone, saturnine).

En terminant, citons enfin les leçons inédites de notre excellent maitre le Prof. Pitres, leçons qu'il a faites en 1887 et dans lesquelles la forme fruste des paralysies alcooliques est pour la première fois signalée.

CHAPITRE II

SYMPTOMATOLOGIE

Comme l'ont très bien montré les auteurs, qui, depuis Magnus Huss, ont parlé des paralysies alcooliques, ces accidents encore rares de l'alcoolisme chronique ne débutent jamais sans avoir été précédés d'un certain nombre de prodromes, de phénomènes antérieurs dus à l'ingestion prolongée de l'alcool et que je vais sommairement résumer ici.

Les accidents cérébraux ouvrent en général la scène : rêves professionnels ou zoopsiques, ou hallucinations, enfin delirium tremens, quelquefois perte partielle de la mémoire pour les événements anciens, complète pour les choses récentes. Vers cette même époque se montrent également les troubles du tube digestif : pituite, anorexie, vomissements, certains troubles génésiques : l'inappétence sexuelle chez l'homme, les troubles de la menstruation chez la femme.

Ce qui est plus caractéristique de l'intoxication alcoolique chronique et qui indique la participation du système nerveux périphérique à l'action de l'alcool, ce sont les fourmillements, les picotements, les sensations de brûlure, les douleurs fulgurantes, tous phénomènes qui se montrent plus particulièrement dans les membres et dans l'extrémité des membres (mains, pieds) et qui se reproduisent à des intervalles variés, tantôt tous les huit ou dix jours, tantôt tous les mois et souvent aussi à des intervalles plus considérables. Ces douleurs comme on l'a déjà dit durent plusieurs heures et disparaissent ensuite.

Lorsque ces divers symptômes se sont montrés pendant un intervalle de temps plus ou moins long, les troubles moteurs entrent en scène.

Paralysie. — Quels sont les caractères de ces paralysies ? Je vais les résumer en ce qui concerne les paralysies bien déterminées, me réservant de donner plus tard, en citant mes observations, les symptômes des parésies ou paralysies frustes alcooliques.

Comment débutent ces paralysies : en général elles ont un début insidieux. Les malades qui ont éprouvé les symptômes que je viens de signaler, c'est-à-dire ceux de l'alcoolisme chronique, commencent par sentir un peu de faiblesse dans les membres inférieurs plus particulièrement, ou supérieurs. C'est une diminution simple de la force musculaire, une sorte de lassitude dans les membres inférieurs ou impotence des mains qui se montre le matin et peut être liée à des excès de la veille, ou l'apparition de crises fulgurantes.

On l'explique le plus souvent par l'âge, et les malades ne s'en préoccupent pas : c'est là un fait signalé dans l'observation XXIV (Buss).

Puis s'installe la paralysie : elle peut être lente et progressive ou se généraliser rapidement.

Elle n'est jamais complète d'emblée, comme l'ont fait remarquer tous les auteurs et certains groupes musculaires sont plus particulièrement touchés. Ces altérations motrices sont le plus souvent symétriques et affectent les muscles suivants :

1° Pour les membres inférieurs :

a) Le triceps crural et en particulier le droit antérieur.

b) L'extenseur commun des orteils et propre du pouce.

c) Le groupe des muscles péroniers.

d) Les muscles du mollet.

2° Pour les membres supérieurs nous voyons cette paralysie prédominer dans les extenseurs de l'avant-bras, puis envahir les fléchisseurs, enfin le triceps, mais rarement les muscles de l'épaule et de la région antérieure du bras sont pris, car les divers mouvements de l'épaule sont encore possibles. Parfois aussi les muscles innervés par le radial ou le cubital peuvent seuls être atteints. De là ces caractères particuliers de la marche et de l'attitude des alcooliques sur lesquels a surtout insisté M. le Prof. Charcot.

C'est ce que cet auteur a décrit sous le nom de steppage.

Dans la position assise, en effet, le malade a les pieds étendus sur la jambe, la pointe dirigée en bas et en dedans, les orteils fléchis vers la plante, surtout le gros orteil (pied-bot équin).

Dans la progression on voit l'extrémité postérieure des orteils arriver la première sur le sol, de façon à ce que le membre, projeté en avant, retombe par la pointe du pied ; pendant ce temps le malade porte brusquement le tronc en arrière tout en soulevant les jambes par une flexion brusque et exagérée de la cuisse ; le genou se trouve par le fait élevé à une grande hauteur et lance violemment en avant la pointe du pied pour que le talon arrive le dernier à terre. Cette attitude est due à la paralysie des extenseurs d'abord et à celle du triceps crural qui est remplacé dans son action par les muscles fléchisseurs de la cuisse.

Quelquefois ces paralysies sont généralisées d'emblée et la participation de certains groupes musculaires peut leur donner une physionomie spéciale. C'est ainsi qu'on a vu des paralysies limitées à la région cervicale ou cervico-brachiale ou même des paralysies faciales et oculaires, mais ce sont là des faits excessivement rares. Ils sont cependant rapportés dans la thèse de Brissaud (agrégation, 1885). Si l'on en croit le même auteur il y aurait eu des observations où le pneumogastrique eût subi l'influence de l'alcool, et la participation de ce nerf aurait entraîné la tachycardie.

Le diaphragme a pu également être compromis et la mort par asphyxie en être la conséquence.

Quoi qu'il en soit, ce sont des paralysies flasques, sans contracture musculaire et qui sont accompagnées de certains autres symptômes qui en précisent la nature.

Caractères accessoires de ces paralysies ; ce sont :

1° Disparition du réflexe patellaire ; c'est là un caractère qui ne se retrouve pas dans tous les cas, puisqu'on peut le rencontrer ou exagéré ou simplement diminué.

2° Absence d'atrophie au début, surtout d'atrophie limitée. Ce n'est que par suite du repos prolongé auquel peuvent être soumis les muscles qu'arrive leur diminution de volume.

Elle se produit progressivement et elle est en rapport avec la diminution progressive des fonctions des muscles ; c'est donc une lésion secondaire.

3° Des troubles de sensibilité concomitants.

Les uns sont objectifs : ce sont, la perte des sensations tactiles, l'alphalgésie, la thermoanalgésie, l'électroanalgésie et surtout l'hyperesthésie, l'analgésie ou l'hyperesthésie à la piqûre, avec du retard dans la transmission des sensations périphériques. Ces troubles disposés souvent en îlots peuvent se modifier soit spontanément soit sous l'influence d'agents extérieurs.

Les seconds, subjectifs, sont ceux dont j'ai déjà parlé (fourmillements, douleurs fulgurantes).

Ce sont ces divers troubles de sensibilité qu'a fort bien analysés mon camarade M. le Dr Grasset dans sa thèse inaugurale (Bordeaux, 1887).

4° Phénomènes oculaires : le phénomène le plus fréquent est une amblyopie caractérisée le plus souvent par un scotome central, surtout marqué dans la vision des couleurs et qui intéresse les deux yeux en même temps.

Quelquefois même le scotome est total (absolu), c'est-à-dire que les malades indiquent l'absence de toute perception lumineuse dans une région limitée du champ visuel.

Les lésions ophtalmoscopiques observées en pareil cas sont rares mais parfois on peut trouver des plaques de neuro-rétinite qui peuvent arriver jusqu'à l'atrophie du nerf optique.

On a pu trouver également de l'inégalité pupillaire et la présence du signe d'Argyll Robertson (accommodation de la pupille aux distances, sans réaction à la lumière.)

5° Des troubles trophiques et vaso-moteurs.

Le premier et le plus fréquent de ces troubles, bien décrits par James Jackson, est l'aspect lustré que prend en pareil cas l'épiderme qui se desquame en larges plaques. C'est ce que Weir Mitchell appelait le glossy-skin. De même il peut y avoir de la dystrophie des ongles. Cette état lisse de la peau est accompagné d'une teinte violacée des téguments aux mains et aux pieds.

Dans ces mêmes parties s'observe un œdème manifeste, en général passager, avec une abondance anormale de la sécrétion sudorale. Cet œdème peut être remplacé par une induration du derme et du tissu cellulaire sous-cutané comme chez les vieux hémiplégiques.

De même peut se présenter la tumeur dorsale du carpe, bien décrite à propos de la paralysie saturnine.

On a également signalé des rougeurs fugaces qui envahissent subitement les téguments sous l'influence des excitations mécaniques de la peau (Lancereaux). Quelquefois aussi on a rencontré des taches de purpura (Moeli).

6° Déformation des membres, par rétraction des tendons et des muscles opposés aux muscles paralysés.

De là ces erreurs que l'on peut commettre quelquefois et qui pourraient faire croire à de la contracture.

7° Présence des réactions de dégénérescence. On remarque fort souvent en effet la diminution de l'excitabilité faradique dans les muscles malades, tandis que le nerf aura perdu sa contractilité faradique et galvanique. Il peut se faire que cette réaction de dégénérescence n'atteigne pas tout son développement et qu'on ne trouve qu'une diminution de la contractilité faradique et galvanique pour le nerf, et une diminution de l'excitabilité faradique pour le muscle ; souvent également la contractilité volontaire est conservée alors que la contractilité électrique est fortement altérée.

Quoi qu'il en soit cette réaction de dégénérescence se montrerait d'après Œttinger dans un ordre de succession qui serait le suivant :

1° Dans l'extenseur propre du gros orteil.

2° Dans l'extenseur commun des orteils.

3° Le triceps crural.

4° Les muscles solaire et gastro-cnémiens.

5° Les péroniers.

Le tibial antérieur est en général épargné. Pour le membre supérieur, les extenseurs des doigts et du pouce seraient les premiers atteints.

Marche et terminaison.

Tantôt évolution lente et paralysie à peu près irrémédiable ; tantôt cette paralysie évolue rapidement et la mort arrive soit par l'envahissement de muscles nécessaires à la vie (dia-

phragme par exemple) ou par une complication intercurrente
(broncho-pneumonie, eschares, évolution d'une cirrhose du
foie préexistante (Lancereaux, Dreschfeld), phtisie pulmonaire.

La première forme est celle que nous avons surtout décrite ;
elle se caractérise par les prodromes déjà signalés (picotements, fulgurations) puis les membres inférieurs faiblissent,
quelquefois avec une certaine incoordination motrice (pseudotabes alcoolique) et enfin se paralysent, suivant le mode déjà
indiqué. Les membres inférieurs sont les premiers atteints, puis
les supérieurs sont intéressés.

C'est là que nous trouvons tous les caractères déjà écrits
(atrophie musculaire, troubles de la sensibilité, abolition du
réflexe rotulien). Quelquefois la guérison a lieu mais souvent
aussi le malade récupère incomplètement l'usage de ses membres, ou son état reste stationnaire jusqu'à ce qu'une complication produise la mort.

C'est le plus souvent l'atrophie musculaire qui rend la paralysie irrémédiable.

La deuxième forme est celle qui est suivie à brève échéance
d'un pronostic fatal. Tous les symptômes se succèdent rapidement (paralysie des membres inférieurs, puis supérieurs, troubles profonds de la sensibilité subjective et objective). Dans
ces cas les accidents généraux entraînent souvent la mort : la
langue est sèche, les vomissements apparaissent, des diarrhées
incoercibles se montrent (Leudet), enfin des eschares fessières
peuvent également donner le branle à un organisme profondément débilité.

Voilà la description de la paralysie alcoolique telle qu'on la
trouve mentionnée dans les ouvrages les plus complets sur cette
matière.

A cette symptomatologie, je vais joindre la description de
coliques qui paraissent être l'équivalent clinique des douleurs
fulgurantes des membres, et le rapport de ces divers symptômes avec les troubles moteurs.

Les douleurs dans les membres peuvent être quelquefois
remplacées ou accompagnées par des douleurs viscérales, des
coliques violentes, parfois tormineuses, mais qui ne se montrent

en général ni avec la constipation, ni avec le vertige comme les coliques saturnines. Elles ont le caractère des crises fulgurantes qui ont pour siège les membres, et, comme elles, peuvent être un des prodromes de l'apparition de la paralysie. C'est-là ce que nous retrouvons dans l'observation de Rich... (IV) où nous signalons ces crises intestinales douloureuses revenant plus particulièrement le matin.

De même dans l'histoire de Prad.... (Obs VII) nous constatons ces mêmes coliques durant environ 24 heures et accompagnées de diarrhée. Ici, elles reviennent périodiquement tous les huit jours environ et nécessitent l'emploi de la morphine à haute dose. C'est même à la suite d'une de ces crises intestinales qu'il devient impotent de son membre supérieur gauche.

Le même fait est signalé dans le cas de Pren.... (Obs. IX) L'apparition de coliques intestinales est suivie de la paralysie du médius et de l'annulaire droit ; puis cette impotence motrice passe et après une nouvelle crise de coliques du même genre s'établit définitivement la diplégie brachiale.

Enfin Buss.... (Obs. XXIV) a d'abord eu des crampes et des fourmillements qui ont précédé une faiblesse musculaire manifeste. Puis en août 1881 il nous raconte avoir eu des coliques fort douloureuses qui durent un mois environ. A peine est-il rétabli, que, sans nouveaux accidents du côté des membres, ses bras tombent paralysés.

Ce qui est également digne de remarque c'est que ces crises de douleurs fulgurantes ou ces coliques, qu'on avait signalées comme faisant partie du cortège prodromique des paralysies alcooliques ont une influence non seulement sur le début de la paralysie mais aussi sur sa réapparition, ou tout au moins la diminution des forces musculaires coïncide toujours avec leur retour. Ce sont là des conclusions qu'il est facile de déduire d'un certain nombre des observations qu'on trouvera plus loin.

Ainsi, dans l'observation de Erh.... (Obs. V) nous constatons qu'à son entrée les forces au dynamomètre sont de dix kil. de pression (8 janvier 1887). Puis elles augmentent journellement avec la disparition de l'œdème et des douleurs fulgurantes et le 13 janvier elles sont de 36 kil. de pression à droite et de 32 à gauche. Le 21 du même mois le malade accuse quelques douleurs lancinantes dans les bras, et immédiatement la pression dynamométrique n'est plus que de 30 kil. des deux côtés. Puis ce degré de pression augmente jusqu'à atteindre le 5 février 43 kil. à droite et 41 à gauche.

Dans la nuit du 13 des douleurs fulgurantes se présentent dans l'épaule et le bras droit et immédiatement nous ne trouvons plus que 24 kil. de pression à droite, tandis que la main gauche a donné 44. Les troubles de sensibilité subjective disparaissent une troisième fois, et le 27 février nous pouvons constater que le

M. S. D. donne 47 kil. de pression
tandis que le M. S. G. en donne 50.

Le 1er mars le malade a ressenti des douleurs fulgurantes dans le poignet droit et immédiatement :

le M. S. D. ne donne plus que 17 kil. de pression
et le M. S. G. en donne 49.

De même plus tard : au 21 mars la force dynamométrique qui était de

40 à droite et de 50 à gauche

n'est plus que de 28 à droite et de 52 à gauche, à cause de l'apparition de douleurs fulgurantes dans le bras droit. Le même fait se présente quelque temps plus tard.

Le 25 mai par exemple, les pressions sont à droite de 48 kilogr., à gauche de 56.

Des douleurs fulgurantes se montrent dans le bras droit et immédiatement nous trouvons

21 kil. de pression à droite et 55 kil. à gauche.

Ce fait est constant : à chaque apparition de douleurs fulgurantes les pressions dynamométriques baissent et ne baissent que dans le membre qui a été le siège de ces mêmes douleurs.

Chez Prad... (obs. VII), les coliques qui sont l'équivalent clinique des crises de douleurs fulgurantes amènent les mêmes résultats. Ainsi, c'est à la suite d'une crise de coliques sèches que se montre la paralysie; de même les forces dynamométriques qui étaient le 10 juillet de 25 à droite et de 0 à gauche, sont le 17 juillet après l'apparition de douleurs abdominales de

18 kil. de pression à droite et de 0 kil. à gauche.

Un peu plus tard, le 30 juillet, la force dynamométrique qui était de

23 kil. dans le M. S. D. la veille et toujours de 0 kil. à gauche, n'est plus que de

17 kil. de pression à droite et de 0. kil. à gauche.

Plus tard encore, nous trouvons (30 août),

20 kil. de pression à droite tandis que la main gauche reste toujours à 0, et le lendemain à la suite de coliques très violentes le M. S. D. ne donne plus que 15 kil. de pression.

On pourrait également constater les mêmes phénomènes dans l'observation de Pren... mais comme la pression est toujours très faible, les variations sont moins accentuées.

C'est donc là un fait constant, les douleurs fulgurantes ou les coliques des alcooliques entraînent dans le cas de paralysie fruste, des variations de forces dynamométriques en rapport avec leur siège et leur intensité.

DEUXIÈME PARTIE

DES PARALYSIES FRUSTES ALCOOLIQUES

Magnus Huss dans son admirable travail sur l'alcoolisme chronique, au chapitre des troubles de la locomotion, insiste surtout sur la présence de faiblesses musculaires plutôt que de paralysies véritables.

Dans la thèse d'Œttinger nous trouvons le passage suivant, extrait du livre suédois : « Les mains, dit-il, retiennent avec « peine ce qu'elles ont saisi et se fatiguent au moindre effort ; « elles deviennent inhabiles dans les mouvements peu éten- « dus. Dans les extrémités inférieures c'est un sentiment de « faiblesse et de lassitude qui prédomine et s'accuse au ma- « lade par une sensation de fatigue dans les genoux, lorsqu'il « se lève du siège où il était assis, se tient longtemps debout, « ou veut monter les escaliers. Plus tard la marche devient « laborieuse, incertaine.

« Les pieds et les orteils, ajoute-t-il, seraient moins atteints « que les membres supérieurs où prédominent ces phénomè- « nes de parésie. »

Cette opinion n'a pas été partagée par la plupart des auteurs qui l'ont suivi, qui, comme je l'ai dit, ont surtout décrit la paraplégie alcoolique (Wilks et Lockart Clarke).

Nous voyons aussi d'après le même auteur, que ces symptômes se montrent particulièrement avec plus d'intensité le matin au réveil et qu'ils se rapprochent, en cela, du tremblement des alcooliques, qui s'accuse davantage à ce moment de la journée ; enfin ils sont provoqués surtout par un excès de la veille.

Généralement, ajoute-t-il, ils suivent une marche tout à fait irrégulière, disparaissant pendant quelque temps pour reparaître avec plus d'intensité quelques jours après, nécessitant alors un repos de peu de durée; en un mot ils ne constituent qu'un accident passager. Semblable à la névralgie d'origine alcoolique, cette paresse s'exagère parfois à l'occasion d'un état fébrile intercurrent mais ce ne sont que des troubles disparaissant rapidement.

Voilà tout ce que nous savons d'après l'auteur suédois sur les parésies alcooliques et que nous trouvons relaté dans la remarquable thèse du D^r Œttinger (Paris, 1885).

Le Dr Brissaud dans sa thèse d'agrégation (Paris, 1886) n'insiste pas sur ces formes de paralysies frustes liées à l'intoxication par l'alcool ; aussi ne trouvons-nous là aucune indication nouvelle sur ce sujet.

Les observations que j'ai eues entre les mains m'ont permis de trouver quatre formes de la parésie alcoolique.

1° La parésie transitoire, matinale.

2° La parésie limitée à un nerf.

3° La parésie diffuse des membres supérieurs.

4° Enfin la parésie diffuse des membres inférieurs dont je n'ai aucune observation personnelle.

CHAPITRE PREMIER

Parésie matinale.

Cette forme de parésie arrive, comme le démontreront mes trois premières observations, chez des buveurs avérés qui ont déjà tous les symptômes de l'intoxication alcoolique. Je veux dire : pour mon premier malade par exemple (Roch...) nous observons chez lui, antérieurement à l'apparition de troubles moteurs, des pituites, des douleurs lombaires le matin, des rêves professionnels, des cauchemars, une lassitude généralisée le matin, tous symptômes qui disparaissent au moment où le malade met un terme à ses excès. En outre, nous trouvons chez lui comme lésions ressortissant de l'alcoolisme, une dilatation manifeste de l'estomac, de la petitesse du foie, de l'athérome des artères, une diminution de la mémoire, des troubles de sensibilité très marqués et en particulier de l'hyperesthésie plantaire. Dans ce premier cas les troubles moteurs se caractérisent au début par la lassitude du matin, lassitude qu'il fait disparaître par l'ingestion journalière de nombreux verres d'alcool.

Puis cette lassitude est bientôt remplacée par une raideur musculaire paraissant également le matin et accompagnée d'une inhabileté marquée dans tous les mouvements de précision, dans l'action d'écrire par exemple. A certains moments de la matinée, il est même obligé, comme il nous le raconte, de discontinuer son travail pour ingérer une certaine quantité d'alcool.

Enfin, un matin, après une émotion, il éprouve d'abord une sensation de froid accompagnée de fourmillements dans le bras droit et de couleur violacée des téguments de la main : puis le bras tombe inerte.

L'après-midi aucun nouveau phénomène. Cet état dure ainsi tant que les excès alcooliques persistent, s'amende avec la suppression de l'alcool, et reparaît dès que les abus recommencent.

Dans le second cas (Noir... obs. II), que constatons-nous ? d'abord les accidents dûs à l'intoxication alcoolique chronique : Crampes la nuit, rêves professionnels, légers troubles des digestions, hypoesthésie de la face dorsale des mains.

En 1885 (mois de novembre) il commence à éprouver, le matin seulement, toujours dans le bras droit, une sensation de froid, qui cède après quelques heures. A cette sensation de froid matinale, succède une impotence fonctionnelle des doigts de la main droite ; il ne peut, nous dit-il, couper qu'avec peine son pain.

Après le repas et dans l'après-midi, rien de semblable.

A la suite d'une période d'accalmie, nouvelle apparition des mêmes accidents. Le matin, quelquefois à la suite d'un faux mouvement, se montre une sensation de tiraillement dans la main et l'avant-bras à laquelle succède une crampe qui rend pour un instant tous les doigts impotents.

Dans ces derniers temps, enfin, à ces premiers symptômes est venu se joindre la diminution des forces musculaires. Au dynamomètre en effet, tandis que la pression à gauche est de 30 kil., à droite elle n'est que de 12.

En troisième lieu, nous voyons une femme (Mall... Jeanne, obs. III) qui, comme les précédents, avait présenté des pituites, des céphalalgies au réveil, des cauchemars, des douleurs lancinantes dans les membres inférieurs, tous symptômes imputables à l'alcoolisme chronique, se voit un matin dans l'impossibilité à peu près absolue de mettre ses vêtements. De même tous les mouvements de précision des doigts, l'action d'écrire, de coudre, de couper du pain, de porter à sa bouche une cuiller, sont devenus impossibles et nous remarquons également une prédominence de la parésie dans les extenseurs de la main droite : le dynamomètre donne 17 kil. à droite et 27 de pression à gauche.

Tous ces symptômes ont été également passagers comme les précédents.

Ces trois observations ne peuvent-elles pas se rapprocher et ne retrouvons-nous pas, dans les trois, les mêmes caractères à ces parésies matinales. Ces trois malades sont manifestement alcooliques par leur passé et par les accidents antérieurs aux troubles de la motricité, tous trois présentent des parésies ayant les mêmes symptômes.

1° Elles sont matinales et passagères.

2° En deuxième lieu elles ont les caractères des paralysies alcooliques : douleurs fulgurantes, troubles de sensibilité concomitants, troubles vaso-moteurs, flaccidité.

OBSERVATION I (PERSONNELLE).

Roch..., Fernand, âgé de 39 ans, comptable. Il est entré à l'hôpital St-André, salle 16, lit n° 5, pour des troubles gastriques et des céphalalgies intolérables.

Père mort à l'âge de 59 ans, il était marin et son fils ne sait à quel genre de maladie il a succombé.

Mère encore vivante, âgée de 60 ans, elle aurait, paraît-il, des crampes douloureuses dans les jambes, avec fourmillements, crampes qui l'obligent à certains moments, surtout le soir, à changer de position pour marcher. Elle serait d'un tempérament facilement irascible et aurait même eu des crises nerveuses avec perte de connaissance ; d'après la description qui nous est faite, nous supposons qu'elle est sujette à des attaques d'hystérie.

Roch... s'est toujours bien porté pendant les premières années de son enfance, sans accidents scrofuleux.

A sept ans, fièvre typhoïde qui l'a tenu au lit pendant trois mois. Blennhorragie à 16 ans suivie d'orchite, — six chancres mous, suivis de végétations, mais il aurait contracté également la syphilis à cette époque puisqu'on lui a cautérisé le pharynx avec le nitrate d'argent.

Sobriété parfaite jusqu'à l'âge de 20 ans ; à cette époque il commence à aller assidûment dans les cafés : l'absinthe, le vermouth, la bière étaient ses consommations habituelles.

A 23 ans, jaunisse consécutive à des troubles gastriques alcooliques (pituite le matin, céphalalgie, douleurs lombaires, rêves professionnels et même cauchemars). Il a été traité par le système homœopathique. Pendant deux ans il se range, abandonne ses habitudes alcooliques : il prenait de l'eau rougie à ses repas, avait cessé de fumer.

A la suite de cette période de repos, il a recommencé à s'adonner aux divers liquides alcooliques; c'est surtout le bitter qui était sa boisson favorite (jusqu'à 15 par jour), il prenait aussi quelques rares verres d'absinthe et de nombreux bocks (jusqu'à 40 par soirée). Il mène cette existence pendant huit ans, associant ces excès alcooliques à des excès génésiques à peu près journaliers.

En 1880 il change sa façon de vivre à cause du départ de ses amis et du changement de patron; il entre au chemin de fer du Médoc. Il continue à boire, mais s'adonne surtout au rhum (huit verres par jour), sans laisser de côté le bitter (quatre à cinq par jour).

A cette époque, le matin pituite journalière, céphalalgie très violente, absence d'appétit. Après un mois de séjour à la gare du Médoc, il éprouve le matin, en se levant une lassitude générale; aussitôt habillé, il sort et se rend à ses occupations.

Pendant le trajet de chez lui à la gare il sent d'abord un accès de toux amenant l'évacuation de quelques glaires ; aussitôt après, un tremblement généralisé des quatre membres se montre et dure environ dix minutes; il entre alors dans un débit, régulièrement chaque matin, et absorbe un verre de café et deux verres de rhum. Après cette ingestion le tremblement disparaît et Roch... s'achemine vers son bureau. Arrivé là il essaie d'écrire, mais il éprouve dans les doigts et l'avant-bras une certaine raideur, entraînant une inhabileté dans les mouvements d'opposition des doigts de la main droite; de temps à autre il éprouve aussi des mouvements de recul de tout le bras, qui lui font tracer sur le papier des lignes noires non interrompues. Ce malaise était d'autant plus prononcé que notre sujet essayait d'écrire rapidement; malgré cette gêne il parvient à écrire lentement pendant deux heures environ. A ce moment l'inaptitude au travail s'exagère, il a une sensation de froid au poignet et à la main et il se voit dans l'impossibilité absolue de continuer. Il va alors au café voisin prendre un bitter ou une absinthe et reprend sa plume; il peut alors écrire à son aise. Le reste de la journée, surtout après son repas du matin accompagné de café et de nombreux verres de rhum, se passait sans phénomènes nouveaux. Cet état a duré un mois et demi. Un matin, il se présente comme d'habitude à son bureau. Le chef de gare qui avait constaté une omission sur une expédition, vient la faire modifier sous sa dictée; à ce moment l'émotion est telle, que Roch... prévoyant que sa main va être inhabile, éprouve une constriction au niveau de la région précordiale et des palpitations violentes; des sueurs lui montent au visage et il sent immédiatement une sensation de froid dans tout le membre supérieur droit, avec fourmillements dans le petit doigt bientôt suivis de coloration violacée de cette région. Le bras tombe inerte, il lui semble que l'avant-bras et la main ne lui appartiennent plus, puisque la main appuyée sur la table ne sent pas le point sur lequel elle repose. Pendant ce temps, au niveau de la partie moyenne du bras, une perception de crampe douloureuse se montre; il quitte alors sa place et la cède au chef de gare.

Cet état dure environ cinq minutes; il sort et va au café. Durant le trajet une sensation de chaleur, d'abord au visage, puis dans tout le membre supérieur droit, remplace la sensation de froid du début; il peut alors se servir de son bras. Il ingère une absinthe et revient au bureau; pendant le reste de la journée pas de phénomènes.

A dater de ce jour, pendant trois mois, tous les matins à son lever, il éprouve la sensation de tremblement dont j'ai parlé, suivie après de nouvelles émotions (présence du chef de gare, grand nombre de personnes au guichet), des mêmes sensations dans le bras droit (palpitations, sensation de froid, fourmillements, état violacé du petit doigt, remplacé par la sensation de chaleur qui ramenait la fonction du membre).

Après ces trois mois, on l'envoie d'office chef de gare de petite vitesse à Lesparre. Pendant les dix premiers jours, même difficulté pour écrire le matin, mais il arrive à la surmonter par de nombreux verres de rhum (un demi-litre par jour).

Après cette période, il est soumis à un travail exigeant qu'il s'occupe, une partie de la nuit, des expéditions du lendemain. Un matin en allant porter les livres de comptabilité au train, on l'appelle alors qu'il ne s'y attend pas. En tournant la tête, il est pris d'une raideur des quatre membres et tombe en avant la tête la première. Il perd connaissance pendant une minute environ, puis il sent qu'on le relève et qu'on le transporte dans une salle d'attente et voit la femme du chef de gare qui lui porte un cordial; il ne peut lui parler. Puis subitement perte absolue de connaissance; il se réveille environ trois heures après dans sa chambre d'hôtel. Pendant cinq jours il reste au lit avec une courbature générale et de violents maux de tête, et enfin il rentre à Bordeaux.

A dater de cette époque, il reste trois mois sans faire aucun excès; il ne prend que du café d'une façon journalière. Après cette période il recommence progressivement à reprendre ses anciennes habitudes, mais d'une façon irrégulière.

En juillet 1885 il rentre dans une nouvelle maison de commerce; nouveaux excès alcooliques (5 à 8 bitters par jour, un verre de rhum le matin).

Cette façon de vivre est continuée jusqu'en mai 1886. A ce moment il éprouve les phénomènes de la première période; raideur du bras et de la main, mouvements involontaires de recul du coude, tremblement du membre. Les rêves avaient reparu, il se voit monter en l'air, descendre dans une rivière, construire une machine; crampes douloureuses la nuit, dans les mollets. Cet état persistait toujours le matin et était plus accentué lorsqu'il n'avait pas fait d'excès la veille.

En juin 1886, son patron veut lui dicter, un matin, une lettre (cette matinée avait été précédée d'un jour de repos); il éprouve alors les mêmes symptômes qu'en 1880 : palpitations, sensation de froid dans le membre supérieur, perte de la notion de position du membre supérieur droit, fourmillement dans le petit doigt de la main, qui dev... violacé tous phénomènes bientôt remplacés par une sensation de chaleur très vive.

En juillet de la même année, voyant cet état persister, il rentre à l'hôpital St-André, salle 15; il y reste trois mois et sort amélioré, mais le matin il éprouve une certaine gêne dans les mouvements que nécessite l'écriture.

Il ne prend pendant quatre mois qu'un verre de vin blanc le matin et deux bitters par jour. Voyant les pituites recommencer, les douleurs de tête plus violentes, il se décide de nouveau à entrer à l'hôpital St-André, où il est placé salle 16, lit nº 5 (service du Prof. Pitres).

État actuel, le 9 février 1887. — Roch...., porte à peine son âge; il est de taille moyenne, maigre, assez bien musclé et ne présente de dépôt adipeux dans aucune partie de son organisme.

L'abdomen n'est pas développé. Ses fonctions digestives ne s'accomplissent pas normalement : il a une saveur de résine à peu près continuelle dans la bouche. Le matin, avant son entrée, il avait régulièrement des nausées avec éblouissements.

Depuis qu'il est dans la salle, il a une légère quinte de toux sans nausées, une inappétence à peu près absolue. Ses fonctions intestinales se sont toujours accomplies normalement.

A l'examen de la cavité buccale, nous remarquons une absence à peu près absolue des dents de la mâchoire supérieure, celles de l'inférieur existent en grand nombre et sont couvertes d'un enduit de tartre.

L'estomac est dilaté; il descend jusqu'à trois travers de doigt au-dessus de l'ombilic.

Le foie est petit et disparaît sous le rebord des fausses côtes. La rate paraît normale.

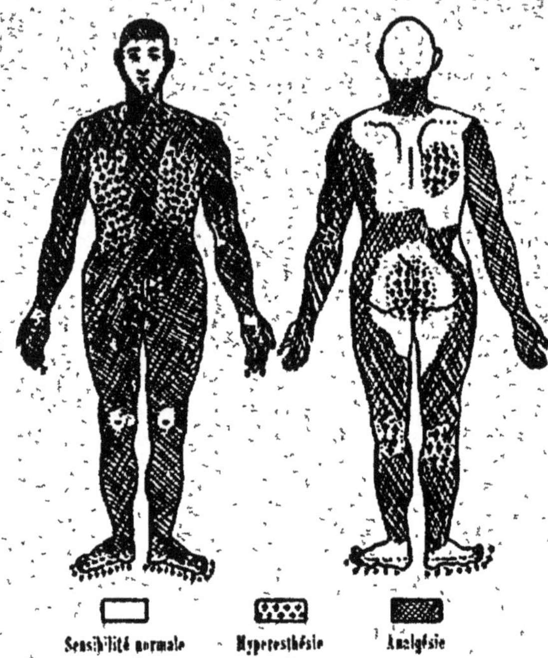
Sensibilité normale
Hyperesthésie
Analgésie

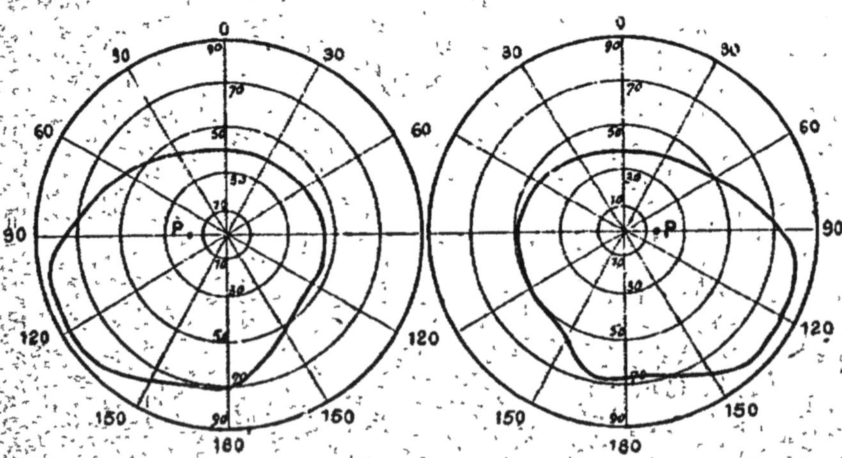
0
30
30
60
60
90
90
120
120
150
150
180

Cœur. — Les bruits sont sourds, les claquements valvulaires se perçoivent difficilement, mais aucun bruit anormal.

Plaques d'athérome sur les artères fémorales.

Pas de varices superficielles.

Poumons. — Normaux.

Organes des sens. — *Œil.* — Tous les muscles de l'œil sont normaux; léger cercle sénile. La pupille réagit à la lumière et aux distances. Sa réaction, à la piqûre, est très faible, même douteuse. De temps à autre, mais seulement au moment des vertiges, il a de l'amblyopie (voir champ visuel).

L'examen des muqueuses pratiqué par M. le Dr Lichwitz a donné les résultats suivants, le 16 mars 1887.

Bouche. — Analgésie presque totale; la voûte palatine, le voile du palais et les piliers du voile ne sentent pas même le contact.

Pharynx. — Anesthésique au contact, à la piqûre et à la brûlure superficielle; les piqûres et les brûlures profondes sont faiblement senties.

Les réflexes (nausée) de l'arrière-gorge sont conservés, bien que le malade ne sente pas le contact.

Larynx. — Hypoesthésie au contact, mais les réflexes sont vifs malgré cela.

Nez. — Analgésie totale. Dans la fosse nasale droite, il existe en même temps de l'hypoesthésie au contact.

Conduits auditifs et tympans. — Analgésie des deux côtés.

Goût. — Le sel, le sucre, le sulfate de quinine ne sont goûtés que sur la base de la langue et d'une manière très faible. Le vinaigre n'est perçu nulle part, tant que le malade garde le nez bouché.

Odorat. — Toutes les odeurs (assa fœtida, violette, rose, etc.) sont bien senties par la narine gauche et faiblement par la narine droite.

Ouïe. — La perception crânio-tympanienne est bonne. La perception à la montre est un peu diminuée, celle à la voix chuchotée et à l'acoumètre est presque normale. Le diapason (la^2) placé sur le vertex est également perçu des deux oreilles. L'expérience de Rinne donne un résultat positif pour les deux oreilles.

Organes génésiques. — L'érection est aussi fréquente et aussi facile qu'autrefois, il a un appétit génésique fort bien conservé.

Testicules. — Normaux; le gauche qui a été le siège d'une orchite est plus sensible à la palpation que celui du côté opposé.

Fonctions de la vessie. — Normales.

Fonctions intellectuelles. — La mémoire paraît un peu atteinte; si nous en croyons notre sujet, il se rappellerait difficilement ce qu'il aurait lu dans la journée, par exemple, mais jamais de lacune absolue dans la mémoire.

Écriture. — Roch... écrit fort difficilement le matin à cause des phénomènes que j'ai signalés dans le membre supérieur droit, son écriture est hésitante, tremblée le matin, tandis que le soir, il écrit très correctement et très rapidement. (Voir les deux spécimens.)

LE SOIR :

En attendant il a terminé et mis au net des notes sur ce poème à faire, et nous ne nous avançons pas trop en disant

LE MATIN :

En attendant il a terminé et mis au net des notes sur ce poème à faire, et nous ne nous avançons pas trop en disant

Membres supérieurs. — Il sont fort bien musclés, sans troubles trophiques d'aucune sorte, sans œdème de la main ni desquamation épidermique, ni varices superficielles. Tous les mouvements sont possibles et très étendus. Les extenseurs et fléchisseurs du bras et de l'avant-bras sont normaux.

Tous les matins cependant il existe une gêne, comme je l'ai déjà signalé, dans les mouvements d'association des doigts de la main que nécessite l'écriture, en outre le porte-plume n'est pas perçu par l'extrémité des doigts, tandis que l'après-midi tous ces phénomènes disparaissent.

Force au dynamomètre. — M. S. D., 41 kil. de pression.
    —   —   M. S. G., 36.

La pression modéré des masses musculaires est indolore.

Réflexe musculaire. — Conservé des deux côtés; contraction idio-pathique du biceps : pas très nette.

Réflexe périostique. — Exagéré des deux côtés.

Sensibilité. — Plaques d'hyperesthésie dans la paume de la main des deux côtés (pas de fourmillements spontanés ni de douleurs d'aucune sorte) à la région palmaire de la phalangette de l'annulaire de la main droite, à la même région de l'index et de l'annulaire de la main gauche. Plaque d'hyperesthésie également sur la face dorsale de la phalangine du pouce gauche ; enfin au niveau du pli du coude gauche et de la région olécrânienne du même côté. Sur tout le reste de l'étendue des deux membres supérieurs il y a analgésie de la peau. Nous trouvons également une plaque de sensibilité normale de chaque côté au niveau du pli de l'articulation du poignet en avant. Sensation de position des membres bien conservée. Sensibilité au chaud et au froid ; mêmes variations que pour la piqûre.

Membres inférieurs. — Pas de fourmillements ni douleurs spon-tanées d'aucune sorte. Notre sujet n'a éprouvé comme sensation anormale dans ces régions que des crampes en 1885. Aucun trouble trophique bien manifeste ; les ongles des petits orteils sont pour la plupart légèrement crénelés, mais ils ne sont jamais tombés. Défor-mation depuis l'âge de vingt ans des deux seconds orteils qui ont leur seconde phalange fléchie sur la première à angle droit, tandis que la phalangette est en extension forcée sur la phalangine. Jamais d'œdème des pieds, ni de desquamation épidermique.

Deux durillons anesthésiques à la face plantaire sous la première et troisième articulation métatarso-phalangienne, ainsi qu'un troi-sième sur la face externe du petit orteil.

Dans le lit tous les mouvements sont possibles : flexion, extension de la jambe sur la cuisse, de la cuisse sur le bassin ; extension du pied sur la jambe qui ne peut être vaincue en cherchant à fléchir le pied ; de même pour l'extension.

La marche est hésitante : le malade progresse lentement quand il a les pieds nus, en faisant attention où il les pose à cause de l'hyper-esthésie cutanée de cette région ; l'occlusion des paupières exagère légèrement cet état. Notre sujet peut aussi difficilement se tenir debout sur une seule jambe.

Réflexe plantaire. — Le chatouillement détermine des mouvements brusques de flexion dans les membres inférieurs à cause de l'hyperesthésie plantaire.

Réflexe rotulien. — Exagéré des deux côtés.

— musculaire. — Bien conservé.

— de Rosenback. — Normal.

— testiculaire. — Très faible à droite, conservé à gauche, Pas de trépidation épileptoïde, ni de trépitadion de la rotule.

Sensibilité. — En avant : plaques d'hyperesthésie comprenant toute la région plantaire, les bords du pied et la face dorsale des phalangettes ; seconde plaque d'hyperesthésie au niveau du pli de l'aine et du mont de Vénus.

Plaque de sensibilité normale au niveau des deux rotules. Dans le reste de l'étendue : analgésie. En arrière, plaque de légère hyperesthésie au niveau du creux poplité et de la région fessière. Plaque de sensibilité normale entourant cette dernière région et s'étendant dans tous les sens à quatre travers de doigt à peu près des limites de la plaque hyperesthésique (voir Schema).

Sensibilité au chaud et au froid : mêmes variations que pour la piqûre.

Tronc. — Tous les mouvements sont possibles, flexion, extension, mouvements de latéralité, de torsion.

Sensibilité. — En avant, à droite, plaque d'hyperesthésie dans la région mammaire sur une étendue de cinq travers de doigt, de la clavicule jusqu'au niveau de l'épine iliaque antérieure et supérieure.

A gauche, plaque d'hyperesthésie dans la même région, mais beaucoup moins étendue ; elle part du milieu de la clavicule et arrive au niveau du rebord des fausses côtes. En arrière plaque d'hyperesthésie dans la région scapulaire droite. Tout autour de cette plaque zone de sensibilité normale limitée par des lignes courbes, s'étendant de haut en bas de la deuxième vertèbre dorsale jusqu'à la dixième environ et transversalement du bord spinal de l'omoplate gauche à la ligne axillaire du côté opposé.

Plaque d'hyperesthésie déjà signalée au niveau du pli interfessier, et zone de sensibilité normale entourant cette dernière, partant de la quatrième lombaire et entourant la première en décrivant une bande circulaire de quatre travers de doigt.

Tête. — Tous les mouvements du cou sont possibles ainsi que ceux de la face (orbiculaire des lèvres et des paupières, muscles releveurs des lèvres qui agissent dans les différentes grimaces qu'on fait exécuter au sujet).

Sensibilité. — Normale au niveau de la face à partir d'une ligne passant à un travers de doigt au-dessus des arcades orbitaires, qui continue à quatre centimètres de l'antitragus et vient suivre exactement en bas le rebord du maxillaire inférieur. Les pavillons de l'oreille sont également sensibles. Hypoesthésie de la calotte crânienne jusqu'au niveau de la protubérance occipitale. Le cou est analgésique.

Sensibilité à la température : mêmes nuances.

OBSERVATION II (PERSONNELLE)

Noir..., Arthur, âgé de 38 ans, maréchal-ferrant, vient voir M. le Prof. Pitres, le 22 février 1887, pour des crampes passagères et intermittentes des doigts de la main droite.

Son père, maréchal-ferrant comme lui, est très bien portant, sujet seulement à des palpitations; il est âgé de 62 ans. Sa mère est morte à l'âge de 38 ans, nous ne savons quelle a été la cause de sa mort; mais elle avait un caractère très emporté, sans jamais avoir eu de crises nerveuses d'aucune sorte. Un frère est mort fort jeune (12 ans), peut-être des suites de l'onanisme. Une sœur bien portante, chétive, très irascible, mais jamais elle n'a eu de convulsions d'aucune nature.

Noir... n'a jamais été malade, légère blépharite dans son enfance. A l'âge de 12 ans il reçoit dans l'œil droit un débris de mâchefer (débris de charbon); on en a opéré l'extraction sans accidents consécutifs; quelques temps après il s'est aperçu qu'il louchait légèrement de ce même œil.

Il a un caractère vif, emporté, et très facilement impressionnable. Il exerce le métier de maréchal-ferrant depuis l'âge de douze ans. Pas de traces de syphilis (cependant alopécie complète il y a douze ans). Excès de tabac : il fume vingt centimes de tabac par jour. Depuis dix ans environ il ressent fort souvent la nuit des crampes dans la cuisse et la jambe gauche, sorte de contracture douloureuse des muscles, qui dure dix minutes environ et passe sans laisser aucun accident permanent. Depuis quelques mois il exerce une constriction au niveau de la partie douloureuse et il semble au malade que cette sorte de contracture disparaît plus rapidement de cette façon.

Jusqu'à il y a quatre ans il a fait peu d'excès d'alcool : de temps à autres quelques rares verres de vin blanc et un litre de vin rouge à ses deux repas. Il y a quatre ans, étant dans le quartier St-Jean, il prenait jusqu'à quinze verres de vin par jour, souvent du vermouth, de l'absinthe ; il a mené cette existence pendant dix-huit mois. A ce moment il a eu des rêves professionnels, mais pas de pituite, bien que les fonctions digestives fussent légèrement atteintes.

Histoire de la maladie. — Au mois de novembre 1885, il éprouve le matin seulement une sensation de froid dans l'avant-bras et la main qui persiste pendant dix minutes et qui cède à l'action de la chaleur ou disparaît après quelques instants de travail. Un mois après ce début, en arrivant au restaurant, il éprouve une sorte d'inhabileté dans les mouvements des doigts; il ne peut couper qu'à grand peine son pain et trouve une certaine difficulté dans tous les mouvements d'association des doigts de la main droite. Après un quart d'heure cette gêne disparaît et notre sujet attribue cette amélioration à la variation de température qu'il sentait alors et aussi aux différents mouvements qu'il faisait subir à son membre.

Quand il le laissait en repos, il apparaissait des sortes de tremblements de la main et des doigts, par suite elle restait plus longtemps inapte à toutes sortes d'occupations.

Pendant toute la matinée il éprouve une faiblesse du membre supérieur droit, puisque pour tous les travaux qui exigent un développement de force musculaire assez considérable, telle que celle de porter un seau d'eau, un morceau de fer, il sent qu'il ne peut le porter longtemps. Dans l'après-midi, généralement, après ses repas toujours suivis de l'ingestion de café et d'eau-de-vie, les mouvements du bras étaient beaucoup plus faciles. Cet état dure pendant tout l'hiver jusqu'au mois d'avril 1886; depuis ce moment tous les phénomènes disparaissent.

Au mois de novembre 1886, Noir... éprouve les mêmes phénomènes que l'année précédente : sensation de froid pendant plusieurs matins ; puis à propos d'un effort ou d'une fausse position des doigts de la main droite, il sent un tiraillement dans la main et l'avant-bras avec crampes dans les doigts, surtout dans le médius et qui ne cesse qu'au moment ou Noir.... avec l'aide des doigts de la main opposée peut les remettre dans l'extension. Ce phénomène reparaît surtout lorsqu'il éprouve une sensation de froid et revient plus spécialement le matin. Jamais de fourmillements dans les doigts, jamais de douleurs fulgurantes, jamais d'œdème de la peau de la main, mais toujours la sensation de froid est accompagnée d'un état violacé de la peau.

Depuis le commencement de cette année (un mois et demi), les crampes des doigts reviennent beaucoup plus fréquemment (jusqu'à cinq fois par jour) et la faiblesse du membre supérieur droit semble plus grande. C'est pour ces motifs que se voyant dans l'impossibilité de continuer son travail, il vient consulter M. le Prof. Pitres.

État actuel, le 22 février 1887. — Noir... a une santé excellente, il a un fort bon appétit, ses fonctions intestinales s'accomplissent normalement. Le foie dépasse légèrement le rebord des fausses côtes; rien à la rate.

Organes circulatoires. — Le cœur est normal, pas d'athérome sensible, pas de varices des membres inférieurs, pas de cercle sénile.

Poumons. — Sibilances dans les sommets. Pas d'emphysème marqué.

Mémoire bien conservée ; pas de rêves fréquents ; lorsqu'ils existent ils sont professionnels.

Organes des sens. — Ouïe bien conservé.

Œil. — L'œil droit est en strabisme externe : la vision de ce même côté est imparfaite, depuis le traumatisme dont nous avons parlé, mais la pupille, plus dilatée qu'elle ne l'est normalement, réagit bien à la lumière, et à l'accommodation aux distances. Léger rétrécissement du champ visuel, dans sa portion externe.

Odorat. — Bien conservé.

Goût. — Normal.

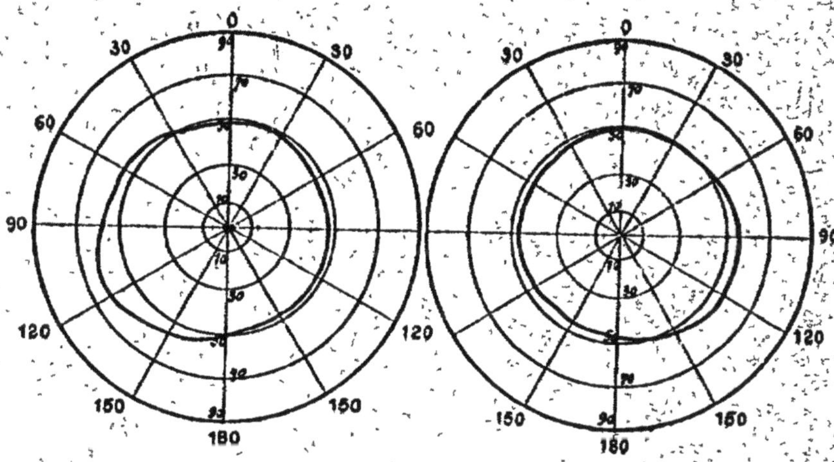

Membres supérieurs. — Membre supérieur gauche : Dilatation très prononcée des veines superficielles du membre. Déformation au niveau de l'articulation du poignet consécutive à une fracture du radius. La main est normale. Les mouvements de l'articulation du poignet sont limités par suite du traumatisme dont nous venons de parler. Toutes les éminences paraissent normales.

Membre supérieur droit. — Dilatation veineuse comme sur le membre symétrique. Le pouls radial est aussi ample que celui du côté gauche.

Pas de tremblement quand le bras est étendu dans la position horizontale.

Le médius ne peut arriver dans l'extension complète ; notre malade attribue cette déformation à l'influence de son métier qui l'oblige à avoir continuellement les doigts fléchis dans la paume de la main. La flexion des doigts bien que possible s'opère lentement et avec beaucoup moins de facilité que du côté opposé. Tous les autres mouvements sont possibles.

Les muscles sont volumineux. Pas de différence à la mensuration entre les deux avant-bras.

Force au dynamomètre. M. S. D., 12. k. de pression.

— — M. S. G., 30.

Réflexe périostique. — Fort.

Réflexe musculaire. — Également très marqué.

Le pincement du biceps produit un nœud de contraction fibrillaire qui persiste pendant plusieurs secondes. Sensiblement les deux membres ont la même température (à la main).

Pas de douleurs le long des trajets nerveux.

Sensibilité. — Aucun trouble de sensibilité à la piqûre, hormis une légère hypoesthésie à la face dorsale de la main, ni à la température.

La sensation de position des membres et des doigts est fort bien conservée.

Membres inférieurs. — Rien d'anormal dans l'aspect extérieur.

Déformation des deux premières articulations métatarso-phalangiennes ; le pouce est déjeté en dehors ; par suite il existe une saillie anormale des surfaces articulaires à ce niveau ; aucune autre malformation.

Pas de durillon anesthésique.

Tous les mouvements du membre inférieur sont possibles. La flexion et l'extension du pied sur la jambe sont normales ; elles ne peuvent être vaincues par une force développée en sens inverse.

Réflexe au chatouillement. — Très prononcé.

    —   *rotulien.* — Très ample.

    —   *musculaire.* — Normal.

    —   *de Rosembach.* — Très faible.

    —   *testiculaire.* — Presque nul.

Force au dynamomètre. M. I. D., 12, k. de pression.

         —   M. I. G., 15.

Sensibilité. — Normale à la piqûre et à la température. Pas d'hyperesthésie de la région plantaire.

OBSERVATION III (PERSONNELLE)

Mal..., Jeanne, âgée de 48 ans, savonneuse, vient à la consultation de l'hôpital St-André le 5 juillet 1887, pour des troubles de la motilité du membre supérieur droit.

Père mort à l'âge de 59 ans, subitement ; il était tailleur de pierres. Mère morte après avoir eu pendant neuf ans des accidents d'aliénation mentale, intermittents, nous dit sa fille, puisqu'elle a pu, malgré cela, la garder auprès d'elle. Dix sœurs ; huit sont mortes fort jeunes, une à 24 ans, probablement d'une pneumonie, Mal... reste donc seule survivante.

Dans son enfance elle a été toujours fort bien portante ; réglée à 12 ans. A l'âge de 20 ans elle a eu des céphalées pendant trois mois, qui ont cédé à l'usage de pilules ordonnées par un médecin espagnol. Elle a eu deux enfants ; un est mort à l'âge de dix-huit mois. Le second a 29 ans et est très bien portant.

Notre malade exerce le métier de savonneuse depuis l'âge de 12 ans. Elle s'est toujours fort bien portée : pas de syphilis (ni roséole, ni alopécie, ni plaques muqueuses, ni douleurs ostéocopes).

Depuis cinq ans Mal... a remarqué que le matin en se levant elle est obligée pour reprendre ses occupations, de déjeuner dès son lever. Elle évite ainsi les pesanteurs gastriques et la céphalalgie du réveil. De temps à autre dans ses rêves, elle a des cauchemars dans lesquels elle se figure qu'on lui comprime fortement le thorax et qu'elle ne peut crier ; pas de rêves professionnels.

Depuis deux ans Mal... est sujette à des douleurs dans les membres, dans les bras et dans les jambes, douleurs lancinantes, qui ont tous les caractères des douleurs décrites en pareil cas et qui sont remplacées de temps à autre par des douleurs fulgurantes dans les membres inférieurs.

Notre malade mène, si nous en croyons son dire, une existence des plus régulières, une tasse de café le matin, un litre de vin par jour, pas d'autres liqueurs alcooliques, ni d'eau des Carmes. Elle avoue seulement qu'elle aromatise son café avec du rhum, le matin.

Histoire de la maladie. — Dimanche matin (3 juillet), voulant aller à la messe avec une de ses proches parentes, elle se lève et veut s'habiller : elle s'aperçoit alors que sa main droite est inhabile dans tous les mouvements de précision et qu'elle ne peut nouer son foulard sur sa tête. Elle reste toute la journée au repos espérant que ce malaise ne serait que passager. Elle remarque à ce moment que sa main est légèrement enflée. Le lendemain en se réveillant elle éprouve la même gêne ; elle ne peut arriver à se coiffer elle-même. Puis elle remarque aussi qu'elle ne peut arriver qu'à grand'peine à couper son pain pour son repas. Elle ne peut pas non plus se livrer à la couture ; elle tient l'aiguille, nous dit-elle, comme une jeune fille inexpérimentée qui prend ses premières leçons de couture ; tous les travaux qui nécessitent un plus grand effort, par exemple, l'action de porter un seau d'eau, lui devient impossible, elle le laisse tomber dès qu'il est entre ses mains. Ce matin voyant son état s'aggraver elle vient à la consultation de l'hôpital.

État actuel, le 5 juillet 1887. — Mal.., à la face légèrement congestionnée ; pas d'éruption d'acné sur le nez.

Fonctions digestives. — Elles sont altérées depuis quinze jours plus particulièrement ; notre malade nous raconte en effet que son appétit a sensiblement diminué depuis cette date ; depuis longtemps pesanteurs d'estomac le matin. Les fonctions intestinales sont normales.

Les gencives qui bordent les dents du maxillaire inférieur sont à peu près saines. Les dents sont recouvertes d'un dépôt de tartre assez abondant. Le foie est diminué de volume ; la rate est normale.

Fonctions respiratoires. — Normales.

Fonctions circulatoires. — Le cœur présente à la pointe un bruit de souffle doux, systolique sans dédoublement du second temps, probablement lié à une insuffisance de la valvule mitrale. Rien d'anormal du côté des artères radiales.

Organes des sens. — La vue est légèrement affaiblie depuis deux ans ; notre malade nous dit qu'elle a une sensation de brouillard le matin devant les yeux. Les réactions pupillaires à la lumière et aux distances sont normales. Champ visuel normal.

L'ouïe, le goût, l'odorat, sont normaux.

Membres supérieurs. — Ils peuvent être tous les deux mis dans l'extension à peu près complète, cependant quand on prie notre malade de faire des efforts d'extension, les doigts de la main droite restent toujours en légère flexion vers la paume de la main.

Les mouvements des articulations de l'épaule et du coude sont normaux; quant à ceux de l'articulation du poignet, la flexion et l'extension de cette articulation sont très limités à droite. Ils sont normaux à gauche. Quant aux mouvements des doigts, ils s'accomplissent bien plus lentement à droite qu'à gauche, quoique tous possibles. Dans les mouvements de précision, tels que ceux de prendre une cuiller ou un porte-plume, on voit Mal... prendre et reprendre plusieurs fois le même objet avant d'arriver à le saisir dans la position normale : ses doigts paraissent inhabiles à accomplir les mouvements d'association qui demandent l'agilité complète dans les mouvements.

Très léger œdème de la face dorsale de la main droite; sueurs très abondantes des deux mains.

Au dynamomètre la pression est M. S. D., 17 kilos de pression.

      —   —   M. S. G., 27.

Les yeux fermés cette impotence ne s'exagère nullement.

Notre malade porte assez bien et sans tremblement un verre à ses lèvres.

Réflexe périostique. — Très faible.

   —   *musculaire.* — Normal.

   —   *du biceps.* — Conservé.

Sensibilité. — La sensation de position des membres et des doigts est normale.

La notion de poids et de forme des objets est bien conservée.

La piqûre est perçue partout normalement ainsi que la température.

Membres inférieurs. — Ils paraissent normaux, la marche est régulière, bien cadencée; notre malade ne se plaint pas de faiblesse plus prononcée dans un membre que dans l'autre.

La station debout sur une seule jambe n'est pas plus facile d'un côté que de l'autre.

Réflexe rotulien. — Exagéré des deux côtés.

   —   *musculaire.* — Normal.

   —   *au chatouillement.* — Faible.

Force au dynamomètre. M. I. D., 12 kil. de pression

      —   —   M. I. G., 14.

Sensibilité — La notion de position des membres est bien conservée.

Sensibilité à la piqûre et à la température normale.

Traitement. — Hydrothérapie. Teinture de noix vomique.

10 juillet. La malade se trouve bien mieux.

Les forces musculaires ont reparu.

Le dynamomètre donne M. S. D., 21 kil. de pression,
— — — M. S. G., 26,

Elle se plaint encore d'une certaine impotence du membre supérieur droit, dans tous les mouvements de précision.

Malheureusement depuis lors nous n'avons pas pu la suivre régulièrement.

Dans les rares apparitions qu'elle a faites à l'hôpital St-André, nous avons appris qu'elle avait pu reprendre rapidement ses occupations, mais que ces mêmes accidents avaient reparu plusieurs fois et avaient eu les mêmes caractères.

CHAPITRE II

Des parésies limitées à un nerf.

Dans son article du Dictionnaire des sciences médicales sur l'alcoolisme, M. Lancereaux, à propos des lésions des nerfs constatées en pareil cas, fait allusion à une note de Leudet dans laquelle cet auteur donne la relation d'une observation d'un alcoolisé chronique chez lequel il avait trouvé une paralysie du cubital. A l'autopsie ce nerf présentait des altérations manifestes. Le même auteur aurait observé, paraît-il, six cas semblabes.

Depuis lors on a cité des cas de paralysie faciale ou oculaire, on a également trouvé des altérations du pneumogastique (Déjerine, *Société de biologie*, 1887.)

Ma quatrième observation est un des exemples les plus précis, je crois, de cette forme de paralysie, intéressant plus particulièrement un nerf. C'est un nouveau cas de parésie du cubital.

Le nommé Rich..., Jules (obs. IV), est un alcoolique incontestable ; ses pituites du matin, ses rêves professionnels et zoopsiques, ses crampes dans les jambes, ses douleurs fulgurantes, son amblyopie, ses troubles de sensibilité, en font foi. Depuis longtemps il a ressenti le matin une lassitude générale surtout prononcée dans les membres supérieurs ; puis tout à coup il sent une paralysie des deux mains, qui dure quelques heures, et cette parésie laisse à sa suite une paralysie du cubital portant sur la motilité et la sensibilité ; nous voyons en effet qu'il trouve difficilement le rebord de sa poche avec l'annulaire et l'auriculaire gauches, et que nous ne pouvons faire exécuter à ces doigts que des mouvements de flexion très limités,

En outre dans toute la zone du cubital nous trouverons une analgésie marquée coïncidant avec les troubles de sensibilité subjectifs, fourmillements, sensation de coton.

Si nous ajoutons à ceci les troubles vaso-moteurs (état violacé de la main et des doigts), n'avons-nous pas, avec les troubles de sensibilité déjà signalés et l'absence de réflexe rotulien, tous les caractères des paralysies alcooliques.

Observation IV (personnelle)

Rich..., Jules, âgé de 45 ans, charpentier, vient à la consultation de l'hôpital St-André pour une parésie des membres supérieurs.

Son père est mort à l'âge de 64 ans, à la suite d'une hémiplégie gauche; il est resté un mois malade. Il avait des habitudes de sobriété assez connues. Sa mère vit encore, elle est âgée de 72 ans. Jamais d'accidents nerveux ni goutteux, elle est sujette à des crises de rhumatisme articulaire subaigu. Six frères et sœur : la seule fille est morte à l'âge de trois ans; notre sujet ne sait quelle a été la cause de sa mort. Les cinq garçons vivent encore et sont fort bien portants.

Quant à Rich..., il n'a pas eu d'accidents scrofuleux dans l'enfance. Rougeole à 5 ans. Variole à 25 ans, convalescence fort longue; pas d'accidents consécutifs; fièvres intermittentes en Algérie pendant 18 mois.

Il a fait la campagne de 1870 comme maréchal-des-logis, et a été fait prisonnier, mais il n'a pas eu trop à souffrir ni du froid ni de sa captivité. Cependant durant son séjour à Metz il a eu à supporter des privations nombreuses. Pas de gelure des pieds ni des mains.

Chancres mous en Afrique qui n'ont pas été suivis de bubon. Notre malade nous dit aussi avoir été soigné pour des « taches syphilitiques » de la peau, pendant son séjour en Afrique, et avoir pris pendant un mois et demi seulement de l'iodure de potassium. Il aurait eu également un peu plus tard des céphalées diurnes qui lui ont duré un an.

Jamais d'alopécie, pas de plaques muqueuses.

Excès alcooliques nombreux : Pendant son séjour en Afrique, qui a duré six ans, il buvait en moyenne un demi-litre d'absinthe par jour. Pendant la campagne de 1870, nombreux verres d'alcool tous les matins, plusieurs petits verres pendant la journée et un litre de vin en moyenne; mais souvent aussi libations intermittentes plus copieuses.

Depuis 1870 souvent deux verres de rhum le matin et jusqu'à trois litres de vin par jour. Il y a quinze mois (août 1880), Rich..., à la suite d'un refroidissement est pris de fièvres intermittentes à forme cérébrale qui ont duré 18 jours; il a été soigné à ce moment à l'hôpital St-André de Bordeaux, salle 1. A la suite de cette affection il a des accidents vésicaux, probablement une rétention d'urine consécutive à un rétrécissement de l'urèthre, qui nécessite son transeat dans le service de M. le Dr Dudon où on lui fait l'uréthrotomie interne ; il y séjourne un mois et demi.

Depuis deux ans environ rêves fréquents souvent professionnels et également zoopsiques (les serpents, les chiens enragés, sont les animaux qui se représentent le plus souvent dans ses rêves).

Quelquefois réveil en sursaut, mais pas d'hallucination. Pituites journalières depuis la guerre de 1870 qui nécessitent l'absorption d'un verre de café noir et de rhum au réveil. De temps à autres, avant le repas du matin, il lui arrive de prendre plusieurs petits verres de rhum avec ses camarades.

Depuis deux ans crampes fréquentes dans les jambes revenant à peu près toutes les nuits, tellement douloureuses qu'elles le tirent du sommeil ; fréquemment ces crampes s'accompagnent de douleurs fulgurantes. Souvent, le matin, lassitude générale des quatre membres, surtout prononcée dans les membres supérieurs, qui durent ordinairement plusieurs heures.

Jamais de parésie absolue.

Le 16 octobre, étant occupé à monter une barraque, Rich... faisant passer un panneau perd l'équilibre et tombe de sa hauteur avec son fardeau sur la paume des mains. Immédiatement après il remarque que le petit doigt et l'annulaire de la main gauche restent immobiles et qu'ils ne peuvent ni se fléchir, ni s'étendre. Il ne se rend pas compte non plus de leur situation et ne sent pas la résistance des objets sur lesquels il pose le rebord cubital de sa main gauche ; cet état dure trois semaines. Souvent également il lui arrive de vouloir mettre sa main gauche dans sa poche, mais les doigts inertes s'accrochent aux plis de son pantalon et ce n'est qu'en portant les yeux sur la main qu'il arrivait à la faire pénétrer dans sa poche.

2 novembre. A son déjeuner de midi s'étant accoudé sur sa chaise, il s'endort, le bras droit pendant sur le dos de la chaise ; il se réveille un quart d'heure après et sent ses deux bras complètement inertes. Il n'a même pas la notion de la situation de ses avant-bras, ni de ses mains : cet état a persisté pendant trois heures ; au bout de ce temps il se transporte chez un pharmacien qui le pince sans provoquer de douleur, mais la sensation du contact existait.

A la suite de frictions sur les bras, les doigts commencent à exécuter des mouvements de flexion et d'extension, mais il ne peut prendre aucun objet demandant une association des mouvements des doigts. Le lendemain la parésie du bras gauche avait augmenté ; les mouvements de l'épaule et du coude étaient possibles, mais les doigts restaient complètement immobiles.

Les mouvements d'association des doigts de la main droite, l'action d'écrire, par exemple, étaient complètement impossibles.

Le 6, sur les conseils d'un médecin, il vient trouver M. le Dr Ber-

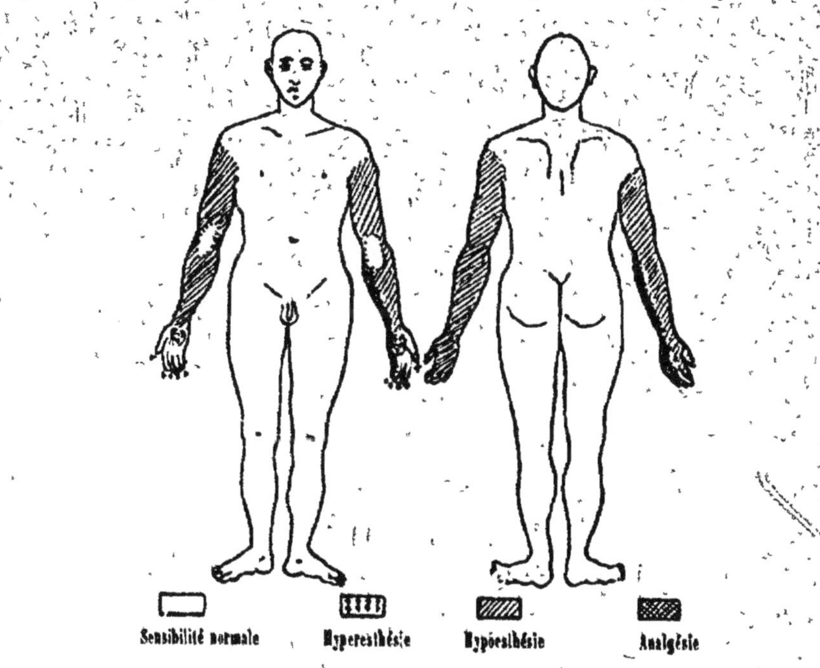
Sensibilité normale
Hyperesthésie
Hypoesthésie
Analgésie

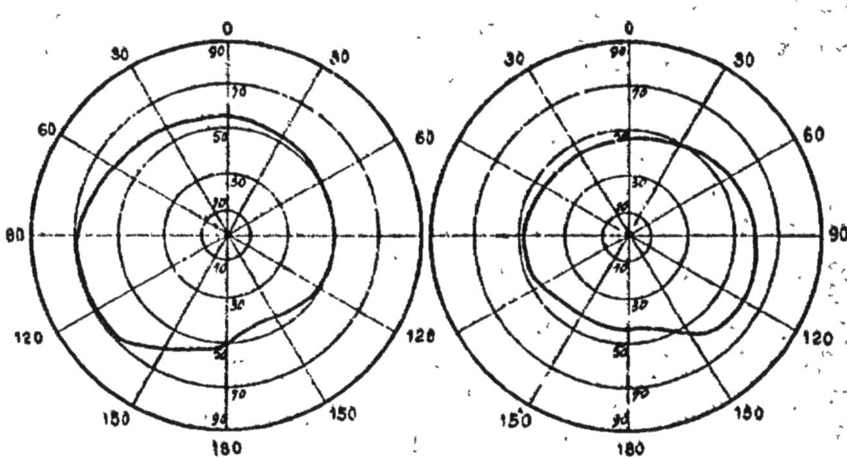
0
30
60
90
120
150
180
0
30
60
90
120
150
180

gonté qui institue un traitement électrique. Depuis lors les mouvements sont revenus dans les doigts, mais la main gauche est encore parésiée, surtout le petit doigt et l'annulaire, qui exécutent incomplètement les mouvements de flexion et d'extension. Notre sujet n'a pu reprendre ses occupations.

État actuel, le 14 novembre 1887. — Rich... est un homme assez robuste, de haute taille, ayant toutes les apparences d'une bonne santé; il est bien conservé pour son âge. Ses fonctions cérébrales s'accomplissent normalement, mémoire bonne, pas d'hallucinations.

Organes des sens. — La vision n'a jamais été bonne; amblyopie depuis son enfance. Les pupilles sont petites, inégalement dilatées, elles réagissent fort peu à la lumière et à l'accommodation aux distances.

Le champ visuel est légèrement rétréci.

L'ouïe paraît normale.

Le goût et l'odorat semblent normaux.

Organes respiratoires. — Normaux.

Organes circulatoires. — Le cœur est sain. Pas d'athérome des radiales. Pas de varices des membres inférieurs.

Organes digestifs. — Appétit capricieux, les mets salés sont préférés par notre malade aux aliments ordinaires. Pituites journalières. Fonctions intestinales normales. Pas d'ictère.

Notre malade nous raconte qu'il est aussi depuis plusieurs années fort sujet à des coliques sèches, sortes de douleurs lancinantes ou tormineuses qui durent environ une demi-heure, sans diarrhée, ni constipation consécutive et qui se montrent tantôt le matin en se rendant à son travail ou le soir au moment du repas.

Pas de dilatation stomacale bien marquée. Le foie est petit, la rate de dimension moyenne.

Vessie. — Fonctions normales, trois mictions par jour, une la nuit.

Membres supérieurs. — Pas de troubles trophiques de la peau, ni de l'épiderme, jamais d'œdème de la face dorsale des mains.

Tous les mouvements de l'épaule, du coude, du poignet et des doigts sont possibles. Cependant le petit doigt et l'annulaire de la main gauche exécutent encore des mouvements incertains.

Réflexe périostique. — Bien conservé

   —   *musculaire.* — Normal.

   —   *du biceps.* — Fort.

Force au dynamomètre, M. S. D., 38 k. de pression.

   —   —   M. S. G., 37.

Pas de réaction de dégénérescence.

Sensibilité. — Fourmillements dans les doigts, depuis la seconde attaque de parésie des membres supérieurs. Notre sujet nous dit qu'il sent au bout des doigts comme une sorte de râpe, de coton interposé entre l'objet qu'il saisit et l'extrémité des doigts; leur forme, leur poids et leur contour sont bien perçus par tous les

doigts hormis par le petit doigt et l'annulaire de la main gauche
Les sensations de température paraissent normales. La notion de
position des membres supérieurs et des mains est également normale. La situation respective des doigts est toujours précisée d'une
façon convenable.

Sensibilité à la piqûre. — Hyperesthésie de la face palmaire des
mains et des troisièmes phalanges; sensibilité normale des deuxièmes
phalanges et de la plus grande partie des mains.

Plaque de sensibilité normale au niveau du pli du coude. Sur
tout le reste de l'étendue des membres, hypoesthésie marquée à la
piqûre.

Analgésie, sur le trajet du cubital gauche.

Membres inférieurs. — La marche est normale, tous les mouvements sont possibles, la station verticale sur un seul pied est
possible les yeux ouverts ou fermés. Les fléchisseurs et extenseurs
du genou et du pied ont conservé toute leur force.

Réflexe rotulien. — Faible.
—   *au chatouillement.* — Normal.
—   *musculaire.* — Normal.
—   *testiculaire.* — Fort.

Force au dynamomètre. M. I. D., 82 k. de pression.
—   —   M. I. G., 34.

Sensibilité. — Pas de fourmillements. Crampes dans les mollets
déjà signalées. Sensibilité à la température et à la piqûre normale.
Pas d'hypoesthésie plantaire manifeste.

CHAPITRE III.

De la diplégie brachiale fruste alcoolique.

D'après les observations que j'ai pu recueillir, cette forme de parésie serait la plus fréquente, bien que d'après les faits publiés jusqu'à ce jour, les troubles de la motilité liés à l'intoxication alcoolique seraient plus souvent remarqués aux membres inférieurs.

Si nous parcourons les six observations que je cite et qui ont trait à cette parésie spéciale, nous voyons qu'elle se montre, comme dans les cas précédents, chez des alcooliques qui ont déjà eu divers prodromes : douleurs sourdes dans les épaules et dans les bras, puis lancinantes, obligeant le sujet à interrompre son travail, et se présentant surtout la nuit, des troubles de sensibilité, des rêves professionnels (Erh... Obs. V), ou encore simplement des crampes et des fourmillements (Lach... Obs: VI), ou des coliques violentes sans constipation, des douleurs constrictives au niveau des cuisses, des pituites, des rêves professionnels, de l'analgesie généralisée (Prad... Obs. VII), ou, comme nous le remarquons chez The... (obs. VIII), lorsque le malade a eu antérieurement des lassitudes dans les membres, des douleurs lancinantes, des fourmillements des doigts, et que nous trouvons chez lui de la dilatation stomacale, de l'athérome des artères, de la dyscromatopsie.

Lorsque ces prodromes se sont montrés pendant un temps variable, un an (Erh... Obs. V), quelques mois (Lach... Obs. VI), (Prad... Obs. VII), (The... Obs. VIII), ou même plusieurs années (Pren... Obs. IX), c'est alors qu'apparaissent les troubles de la motilité. Après une nouvelle crise de douleurs lancinantes dans les épaules et dans les bras (Erh... Obs. V), le sujet remarque une impotence fonctionnelle à peu près absolue dans les membres supérieurs, coïncidant avec l'œdème de la face dorsale des poignets ; il est inapte à toute occupation. Les objets qu'il veut saisir tombent de ses mains, et quelquefois même la faiblesse est telle qu'il ne peut se servir de ses bras pour manger. A l'examen on remarque de la desquamation épidermique de la face dorsale des mains et que la paralysie porte plus particulièrement sur les extenseurs : l'extension complète des doigts, est en effet impossible, et ils forment toujours une légère courbe à concavité palmaire. La flexion est également limitée ; quand on ordonne au sujet de fermer la main, ses doigts accomplissent le mouvement de flexion, mais ils ne peuvent arriver au contact de la paume de la main.

Du reste au dynamomètre les forces sont manifestement diminuées.

M. S. D., 10 kil. de pression.
M. S. G., 10.

En outre le tact est bien conservé et les objets qu'on met dans les mains d'Erh... sont fort bien reconnus. Il existe également de l'hypoesthésie marquée des deux tiers inférieurs des avant-bras et de la face dorsale des mains. La notion de la température est également pervertie dans les régions où la piqûre n'est pas sentie normalement.

La notion de position des membres est bien conservée. Pas de réaction de dégénérescence, pas de symptômes oculaires.

Chez Lach... (obs. VI) la marche de la parésie a été la suivante : le 13 décembre 1887, il éprouve des fourmillements dans tout le côté droit du corps, puis deux jours après, en se levant le matin, il remarque que l'extrémité des doigts est devenue insensible ; il ne peut saisir son pantalon ni arriver à le boutonner, sa main droite refuse tout exercice. Sous l'influence des efforts de préhension quelquefois ses doigts se crispent et ne peuvent reprendre leur situation normale qu'avec l'aide de la main opposée.

Vers le commencement de janvier 1888, fourmillement et perte de la sensation du tact du côté gauche ; il perd ses mains dans son lit et par suite tous les objets tombent involontairement de ses mains, il ne peut même porter une cuiller à sa bouche.

A l'examen des membres supérieurs on remarque aussi que les forces ont diminué sensiblement.

Le dynamomètre donne : M. S. D., 20 kil. de pression.
— — M. S. G., 18.

Tous les mouvements compliqués des mains et surtout des doigts sont impossibles si notre sujet n'y porte pas les yeux. Si Lach... cherche à prendre un couteau, par exemple, sur une table, c'est après l'avoir saisi et relâché plusieurs fois qu'il arrive à le faire glisser souvent avec l'aide de la symétrique dans la paume de la main.

Les yeux fermés ces mouvements sont impossibles. De même pour une cuiller.

Le malade a perdu la notion de position des membres supérieurs et surtout des doigts.

On remarque aussi de l'hyperesthésie de la face palmaire de tous les doigts et de la paume de la main, tandis qu'il y a de l'hyperesthésie sur le reste de l'étendue de la région palmaire, ainsi que de l'analgésie de la face dorsale des deux mains.

Le champ visuel est légèrement rétréci et on constate une dyscromatopsie manifeste.

Prad... (Obs. VII), après une de ces crises de coliques dont j'ai déjà parlé, perçoit dans le membre supérieur gauche une sensation qu'il compare à celle que produirait un filet d'eau chaude dirigé sur le bras et l'avant-bras, tandis qu'il a une sensation de froid au niveau des doigts et immédiatement se montre une impotence absolue des doigts : ils ne peuvent plus ni s'étendre, ni se fléchir.

Douze jours après mêmes phénomènes dans le bras opposé, mais avec une paralysie moins accentuée.

A l'examen on remarque un léger œdème de la face dorsale des mains, surtout prononcé à gauche, et une légère desquamation furfuracée de la peau de cette région. En outre on trouve que, à gauche, la paralysie est surtout manifeste pour l'extenseur des doigts. Les mouvements d'opposition des doigts sont également impossibles.

Les forces au dynamomètre sont les suivantes :
M. S. D., 10 kil. de pression.
M. S. G., 0.

Les troubles de la sensibilité sont très marqués : fourmillements spontanés dans les doigts tous les soirs, perversion
légère de la notion de position des membres et des doigts. La
forme, le poids et le contour des objets sont normalement perçus. Analgésie à peu près complète de toute la surface du corps.

Légère parésie dans les membres inférieurs surtout dans les
extenseurs, puisque certains mouvements, l'ascension des escaliers, par exemple, procure une grande fatigue. Signe de Rom-
berg ; sensation de position des membres altérée.

Pas de réaction de dégénérescence.

L'histoire de Thé..., Napoléon (obs. VIII), est la suivante :

En décembre 1886, il éprouve des sortes de lassitudes dans
le membre supérieur gauche avec des crampes qui l'obligeaient
à abandonner tout travail, puis après un repos prolongé, il
sent son membre supérieur droit devenir impotent.

A l'examen on remarque de l'œdème des mains, la couleur
violacée des téguments, et la prédominance de la paralysie dans
les extenseurs. De plus les masses musculaires ont légèrement
diminué de volume.

Les forces au dynamomètre, sont les suivantes :

M. S. D., 23 kil. de pression.

M. S. G., 9.

Tous les mouvements des doigts sont cependant possibles et
Thé... reconnaît très bien la forme, la consistance et le poids
des objets qu'on met dans ses mains.

La sensibilité présente les altérations suivantes : fourmillements dans les doigts, hypoesthésie à la piqûre de tout le
membre supérieur gauche avec hyperesthésie de la paume des
mains. La pression des masses musculaires est doulou-euse.

Scotome central pour les couleurs (violet, marron).

Chez Pren..., Louis (obs. IX), la parésie débute d'une autre
façon.

Au mois de novembre 1885, après une crise de coliques termineuses, il remarque que le médius et l'annulaire ne peuvent plus
exécuter le mouvement d'extension et que la main tout entière
se fléchit plus facilement qu'elle ne s'étend.

Durée des phénomènes, deux mois et demi.

Le 12 octobre 1886, nouvelle crise de coliques sèches suivie d'une parésie dans les membres supérieurs qui va rapidement jusqu'à la flaccidité musculaire, tandis que le triceps fémoral était également parésié. Après quelques semaines on constate une atrophie marquée des muscles des membres supérieurs, de l'œdème de la face dorsale des mains avec une teinte violacée des téguments, et que les mouvements de l'épaule ont lieu tandis que ceux du coude (flexion) sont à peu près impossible, et en outre l'extension du poignet sur l'avant-bras, des doigts sur la main ne peut se faire, tandis que les mouvements de flexion sont encore exécutés, mais faibles.

Le dynamomètre donne : M. S. D., 3 kil. de pression.
—   —   M. S. G., 3.

Sensibilité à la piqûre. — Normale.

Douleur à la pression musculaire.

Réaction de dégénérescence des muscles. Neuro-rétino-choroïdite, léger rétrécissement du champ visuel.

Guilh..., Jean (obs. X), est un alcoolique et un saturnin à la fois : aussi sa diplégie brachiale a-t-elle le caractère des paralysies liées à ces deux intoxications. Il a eu de nombreuses crises de coliques sèches ayant les caractères des coliques saturnines suivies de sensation de lassitude générale.

En octobre 1886, à la suite d'une nouvelle crise de coliques, il s'aperçoit un soir que sa main ne peut s'introduire directement dans sa poche. Puis la parésie augmente et arrive jusqu'à la flaccidité musculaire absolue.

Ces phénomènes étaient accompagnés de la perte de la notion de position des membres et d'œdème des mains.

Bientôt il ne présente plus que de la paralysie des extenseurs des doigts.

Le long supinateur est lui-même paralysé. Quelques troubles de sensibilité : hyperesthésie de la paume des mains et de la face dorsale des phalangettes.

De même il existe de l'hyperesthésie plantaire. Pas de réaction de dégénérescence.

Quels sont donc les caractères de ces paralysies frustes alcooliques.

1° En premier lieu la flaccidité musculaire succède à une crise de douleurs fulgurantes ou à leur équivalent clinique (coliques).

2° Cette paralysie arrive très rapidement à son maximum pour se limiter ensuite et laisser une prédominance de la parésie dans les extenseurs.

3° Elles s'accompagnent des caractères des paralysies totales alcooliques : troubles de sensibilité subjectifs et objectifs, phénomènes vaso-moteurs, absence d'atrophie marquée, troubles trophiques de la peau.

OBSERVATION V (PERSONNELLE)

Ehr... François, âgé de 44 ans, manœuvre sur les quais. Il entre salle 16, couchette n° 1, le 7 janvier 1887, pour des troubles de la motilité des membres supérieurs (service de M. le Prof. Pitres).

Ehr... a perdu son père à l'âge de 68 ans, sans avoir eu d'affection chronique antérieure. Sa mère est morte à 62 ans ; elle avait depuis l'âge de 31 ans une affection dont le début était attribué à une frayeur et qui était caractérisée par des tremblements des quatre membres, sans perte de connaissance, revenant par crises dont la durée variait de deux heures à deux jours et qui l'obligeaient à se mettre au lit.

Ces crises se montraient à la suite d'une impression brusque quelconque (bruit produit par une détonation, chute d'un objet quelconque, cuiller, par exemple, sur le sol).

Pas de troubles de la motilité à la suite de ces crises ; elle a pu marcher jusqu'à ses derniers jours. Deux sœurs probablement bien portantes. Ehr... n'en a pas eu des nouvelles depuis 15 ans.

Antécédents personnels. — Pas de signes de la scrofule dans l'enfance. Rougeole à l'âge de 4 ans.

Ehr... fait son service militaire en Afrique. Quelques excès d'alcool : le matin le verre de rhum était absorbé régulièrement souvent aussi il ingérait de l'absinthe comme boisson ordinaire. Tous les quinze jours au moment de la paye, il prenait un quart d'absinthe (0,25 centilitres) et un litre de vin ; souvent même il se mettait en goguette. Fièvres intermittentes à l'âge de 23 ans, en Afrique, qui ont duré un mois.

Ehr... a fait aussi la campagne de 1870 dans l'armée de la Loire.

En 1872 nouvel accès de fièvres intermittentes, ayant duré tout un été (trois mois). Elles ont cédé à l'emploi du sulfate de quinine.

Depuis lors il a eu des habitudes alcooliques ; il prend le matin un verre de vin blanc, deux litres de vin à chacun de ses repas, un verre de vin le soir en terminant son travail. Il ne fume pas. Pas de traces apparentes de syphilis (pas de chancre).

Pendant l'été de 1884, Ehr... ressent des douleurs, d'abord sourdes, dans les deux épaules et les deux bras (jamais aux mains), puis lan-

cinantes, qui l'obligent à certains jours à interrompre complètement
son travail : le lendemain, les symptômes douloureux n'existaient
plus et notre sujet pouvait reprendre ses occupations.

Ces crises revenaient au début, environ toutes les semaines, se
présentant surtout la nuit; quand elles se montraient le jour, le travail devenait impossible, puis elles ont disparu pendant l'intervalle
de un mois environ. En janvier 1885 nouvelles douleurs lancinantes
dans les épaules et les bras, suivies alors de l'œdème de la face dorsale des poignets avec faiblesse musculaire manifeste, perte notable
des forces.

Il rentre à ce moment à l'hôpital St-André, salle 14, où il reste
pendant deux mois soumis à l'action des bains sulfureux. Peu à peu
les douleurs ont disparu ainsi que l'œdème, et à sa sortie Ehr... a
pu reprendre son travail, bien que ses forces aient sensiblement
diminué.

Pendant deux mois aucun phénomène. Depuis sa sortie, toutes les
semaines, notre sujet a été obligé d'interrompre son travail, à cause
de fourmillements qu'il éprouve dans les deux épaules et de sensations d'engourdissement dans les deux membres supérieurs, dont la
durée varie de trois heures à deux jours, durée pendant laquelle il
est obligé de rester au repos : les objets tombent de ses mains, il est
inapte à toute occupation et quelquefois même la faiblesse est telle
qu'il ne peut se servir de ses bras pour manger.

Le 2 janvier 1887, il a senti de nouveau des élancements dans
l'épaule et le bras, la lassitude musculaire habituelle s'est montrée,
l'œdème de la face dorsale de la main a apparu et depuis ce moment
notre malade éprouve de temps à autres, nuit et jour, des élancements
dans l'épaule et le bras, assez violents pour le tirer de son sommeil.

Depuis hier (10 janvier) ces douleurs lancinantes ont gagné les deux
avant-bras jusqu'à l'extrémité des doigts.

État actuel, 11 janvier 1887. — Ehr... est robuste, paraît bien constitué, ses fonctions digestives s'accomplissent normalement ; il possède un excellent appétit et n'a jamais eu de troubles gastriques,
jamais de coliques sèches. Pas de stomatite, ni gingivite, bien que les
dents soient à peu près toutes tombées.

État mental. — La mémoire est parfaite, il peut nous donner les
détails les plus précis sur les diverses phases de son existence.

Poumons. — Normaux.

Cœur. — Pas de lésion apparente, pas d'athérome des artères.

Vision : normale. — Accommodation de la pupille, à la lumière et
aux distances. Pas de scotome central, pas de dyschromatopsie, pas
de daltonisme, pas de vice de réfraction. Le champ visuel est à peu
près normal. Jamais de diplopie. Le cercle cornéen n'existe pas.
Conjonctives normales, quelques granulations.

Odorat et goût. — Bien conservés. Les téguments du nez ne sont
pas anormalement colorés, pas d'acné.

Ouïe. — Notre sujet se plaint de bourdonnements de l'oreille

B.   4

gauche qui persisteraient depuis fort longtemps (six ou sept ans). Son acuité auditive est diminuée de ce même côté. Jamais de vertiges, ni d'éblouissements.

Depuis 1884, l'érection a à peu près disparu, il n'a même plus envie du coït.

Vessie. — Ses fonctions sont normales.

Les rêves sont rares chez lui, quand il en a il lui est arrivé fort souvent d'avoir des rêves professionnels, songeant qu'il charge des navires, donne des conseils sur la façon de conduire le personnel, ou se voit en danger. Quelquefois aussi il songe qu'il voit attraper des poissons dans un filet; quelquefois également qu'il a besoin de boire et qu'il ne peut avoir la bouteille de tisane qui est à sa portée.

Face. — Normale, rien à signaler dans les mouvements de la face, ni dans la sensibilité.

Membres supérieurs. — Les saillies musculaires paraissent normales : le deltoïde, le biceps, les muscles épicondyliens et épitrochléens se dessinent manifestement sous la peau. Pas de diminution de volume des éminences thénar et hypothénar, ni des muscles interosseux. Pas de tremblement bien appréciable ni des mains, ni des lèvres.

Nous remarquons un œdème de la face dorsale des deux mains, plus accusé à droite qu'à gauche, œdème violacé non douloureux ne s'étendant pas au-dessus de l'articulation du poignet. Pas de troubles trophiques dans le reste de l'étendue du membre : cicatrice sur la face dorsale de la main droite, consécutive à un traumatisme : en 1875 il a eu la main prise entre deux wagons ; après huit jours de repos, il a pu reprendre ses occupations.

Traces de boutons de vaccine sur le bras droit. Les poils sont normaux.

Les mouvements de l'épaule, du bras et de l'avant-bras, sont tous possibles ; ceux de la main ont subi certaines modifications, c'est ainsi que l'extension complète des doigts est impossible ; ils forment au lieu d'une ligne droite, une ligne légèrement courbe à concavité palmaire. Le long supinateur est épargné.

La flexion est également limitée : quand on ordonne à notre sujet de fermer les doigts, ils accomplissent le mouvement de flexion, mais ils ne peuvent arriver au contact de la paume des mains ; ils en restent distants de un centimètre en moyenne.

L'état des forces au dynamomètre a été le suivant depuis l'entrée du malade :

8 janvier M. S. D., 10 K. de pression.

        M. S. G., 10.

Le 10. M. S. D., 11 K.

        M. S. D., 5. K. (douleurs fulgurantes).

Le 20. M. S. D., 11 K.

        M. S. G., 16 K. (disparition de l'œdème à gauche).

Réflexe musculaire. — Conservé.

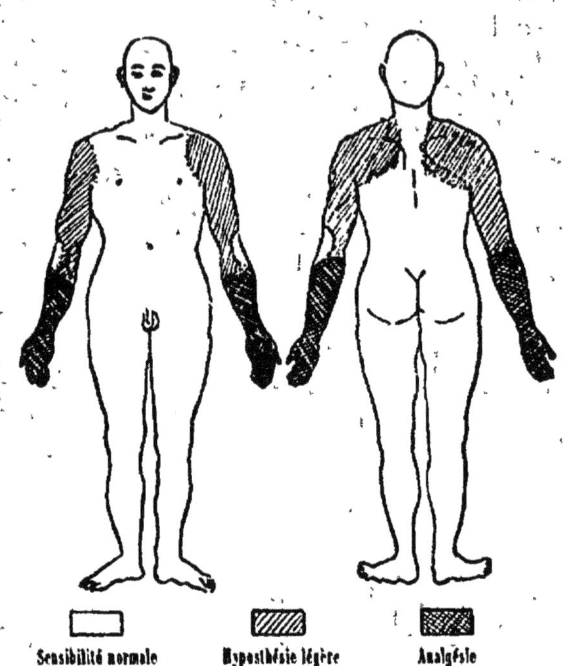

Sensibilité normale
Hyposthésie légère
Analgésie

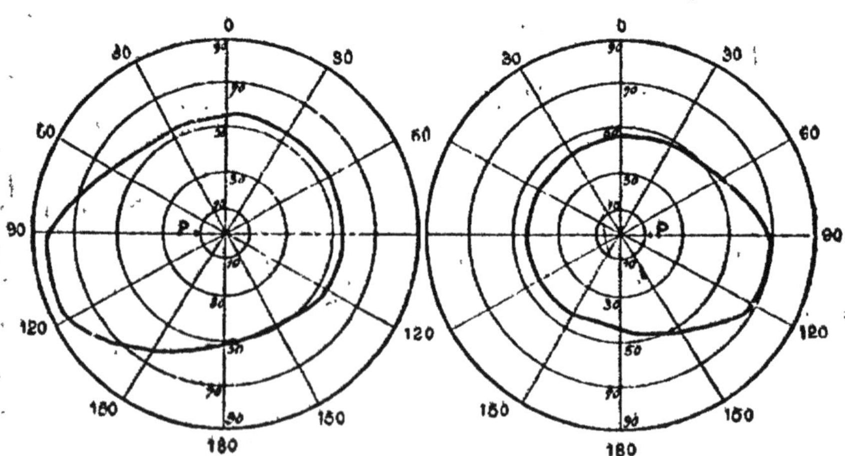

0
30
60
90
120
150
180
P
0
30
60
90
120
150
180
P

Réflexe périostique. — Un peu exagéré.

Pas de trépidation épileptoïde du poignet.

Sensibilité. — (Voir figures). La sensibilité au tact est bien conservée ; si on met dans la main de Ehr... un objet quelconque, un crayon, un morceau de linge, il les reconnaît fort bien et très rapidement.

La sensibilité à la piqûre est surtout altérée dans les deux tiers inférieurs des avant-bras, et sur la face dorsale des mains (hypoesthésie très marquée).

Dans le reste de l'étendue des deux bras et en outre sur le tiers externe de la région pectorale et la région postérieure de l'épaule, dans un espace compris, en haut, au-dessous d'une ligne horizontale partant de l'apophyse épineuse de la troisième vertèbre dorsale, on remarque une légère hypoesthésie. Pas de dysesthésie notable.

La sensibilité au chaud et au froid a subi des modifications analogues dans les mêmes points. Si on porte un objet chaud, un morceau de verre, par exemple, une éponge imbibée d'eau chaude, sur les régions insensibles à la piqûre les sensations de chaud et de froid ne sont perçues qu'incomplètement et la perception ne correspond pas aux degrés de chaleur de l'objet mis en contact avec les téguments.

La sensation de position des membres est bien conservée : si on déplace un des bras, les yeux du sujet fermés, et qu'on lui demande de vouloir bien préciser les rapports qu'il affecte avec celui du côté opposé, Ehr... peut toujours le déterminer très exactement.

Pas de douleur provoquée par la pression des muscles ou des trajets nerveux.

L'examen électrique fait par M. le Dr Bergonié donne les résultats suivants :

Membre supérieur droit. — Courants faradiques, bobine à gros fil (interruptions 30 par minute).

    Muscles. — Biceps, minim. d'écartement des bobines   10ᶜ
                  Triceps....., écartement................ 10ᶜ,5
                  Deltoïde...............................   11ᶜ
                  Long supinateur........................   9ᶜ,5
                  Extenseurs des doigts.................. 11ᶜ
                  Fléchisseur des doigts................. 11ᶜ

L'excitabilité de ces muscles aux courants faradiques est normale.

Les muscles cités plus haut examinés aux galvaniques donnent des réactions normales.

Nerfs examinés. — Cubital, médian radial : Leur excitabilité est normale.

Le membre supérieur gauche donne des réactions analogues.

Membres inférieurs. — Paraissent normaux.

La marche est assurée et régulière, les yeux ouverts et fermés. Le malade ne steppe pas du tout en progressant.

Quand le malade est assis, le pied n'a pas d'attitude anormale et il peut être très bien immobilisé par les fléchisseurs et les extenseurs.

Sensibilité. — A la piqûre, au chaud et au froid, absolument normale; pas de durillon anesthésique, pas de fourmillements plantaires.

Tronc. — La colonne vertébrale ne présente pas de déviation. Aucune sensation anormale au contact et à la percussion,

Sensibilité. — Bien conservée, hormis dans les régions déjà signalées et qui avoisinent les membres supérieurs,

Réflexe rotulien. — Exagéré, surtout à droite.

— *testiculaire.* — Normal,

— *de Rosembach.* — Faible,

— *musculaire.* — Normal.

— *au chatouillement.* — Fort.

Trépidation épileptoïde. — Quand on soulève brusquement la pointe du pied droit, on détermine deux ou trois petites secousses, mais le mouvement de trépidation reste limité là. Rien de semblable du côté opposé.

11 janvier. — L'œdème disparaît, il n'en reste que des traces.

 M. S. D. — 18 K,
 M. S. G. — 16.

Le 12. Disparition des douleurs fulgurantes dans l'épaule, le bras et le coude. La main du côté droit est encore très légèrement œdématiée. Les mouvements de flexion des doigts et d'extension sont beaucoup plus faciles : dans la flexion les doigts arrivent au contact de la paume de la main.

Le 13. Disparition complète de l'œdème et des douleurs fulgurantes, l'épiderme se desquame comme après l'éruption rubéolique.

 M. S. D. — 36 K.
 M. S. G. — 32.

L'analgésie est moins manifeste,

Le 14. Même état.

 M. S. D. — 35 K.
 M. S. G. — 36.

Le 16. Picotements légers dans les deux avant-bras, toute la nuit.

 M. S. D. — 38 K.
 M. S. G. — 36.

Le 19. Douleurs lancinantes dans les deux coudes toutes les demi-heures empêchant la malade de dormir.

 M. S. D. — 32 K.
 M. S. G. — 33.

Le 21. Douleurs fulgurantes dans les deux avant-bras (une seule crise), fourmillements au niveau du poignet.

 M. S. D. — 30 K.
 M. S. G. — 30.

Sensibilité : mêmes altérations.

Le 24. Fourmillements aux poignets.

 M. S. D. — 35 K.
 M. S. G. — 35.

Sensibilité. — Les troubles de sensibilité du bras et de l'avant-bras ont disparu; la piqûre est aussi nettement perçue dans ces deux régions que sur le thorax.

La face dorsale et palmaire des mains, à partir de l'articulation du poignet, présentent seules une hypoesthésie encore assez nette.

Le 31. Les fourmillements dans le poignet ni les douleurs

fulgurantes des membres supérieurs n'ont reparu.

M. S. D. — 45 K.

M. S. G. — 37.

2 février. Fourmillements dans l'épaule droite et le coude. Même état de la sensibilité.

M. S. D. — 42 K.

M. S. G. — 36.

Le 5. Aucun nouveau phénomène signalé par le malade, ni douleurs ni fourmillements.

M. S. D. — 43 K.

M. S. G. — 44.

Le 11. Même état.

M. S. D. — 41 K.

M. S. G. — 41.

Le 13. Erh..., en se promenant dans l'après-midi d'hier, a ressenti subitement des douleurs fulgurantes dans l'épaule et le bras droit. Quand il est rentré et qu'il a voulu prendre son pot à tisane sur la tablette de son lit, il s'est aperçu qu'il ne pouvait mettre en mouvement l'articulation de l'épaule. Aujourd'hui nous trouvons en effet cette articulation immobilisée : il ne peut lui imprimer que de très faibles déplacements volontaires. Tous les mouvements de l'avant-bras et de la main sont possibles.

M. S. D. — 24 K.

M. S. G. — 44.

Le 14. Quelques douleurs cette nuit. Le bras peut être légèrement déplacé, il arrive à former avec le tronc un angle droit. Les mouvements d'adduction et d'abduction sont également limités.

M. S. D. — 22 K.

M. S. G. — 44.

Le 15. Pas de douleurs la nuit. Les mouvements de l'épaule sont de plus en plus amples.

M. S. D. — 28 K.

M. S. G. — 44.

Le 17. Le sujet éprouve encore une sensation de pesanteur dans le membre supérieur droit, mais tous les mouvements de l'épaule sont possibles.

M. S. D. — 40 K.

M. S. G. — 46.

Le 19. L'épaule douloureuse est absolument libre. Quelques fourmillements dans les membres inférieurs.

M. S. D. — 43 K.

M. S. G. — 46.

M. I. D. — 28.

M. I. G. — 26.

Le 27. Aucune nouvelle crise douloureuse.

M. S. D. — 47 K.

M. S. G. — 50.

M. I. D. — 43.

M. I. G. — 37.

1er mars. Le malade vient de ressentir des douleurs fulgurantes dans le poignet droit. Sa main est violacée, mais la symétrique l'est également. Il ne peut mettre ses doigts dans l'extension complète sans le secours de la main opposée. Aucun trouble de la sensibilité.

M. S. D. — 17 K.

M. S. G. — 49.

Le 2. Aucune nouvelle douleur depuis hier.

M. S. D. — 32 K.

M. S. G. — 50.

Trois heures du soir (légère pesanteur du bras droit).

M. S. D. — 26 K.

M. S. G. — 47.

Le 3. Plus de fourmillements au niveau du coude cette nuit. Pas d'œdème de la main, il a disparu.

M. S. D. — 40 K.
M. S. G. — 47.
Le 4. Douleurs lancinantes dans le bras droit cette nuit.
M. S. D. — 30 K.
M. S. G. — 48.
Le 6. Pas de douleurs cette nuit.
M. S. D. — 46 K.
M. S. G. — 47.
Le 9. Douleurs légères cette nuit dans le coude droit.
M. S. D. — 40 K.
M. S. G. — 49.
Le 14. Douleurs fulgurantes dans le coude droit, lourdeur du bras droit. Les mouvements de l'articulation de l'épaule sont très gênés.
M. S. D. — 30 K.
M. S. G. — 48.
Le 15 :
M. S. D. — 28 K.
M. S. G. — 50.
Le 17. Le membre supérieur droit paraît encore lourd, d'après l'expression du malade ; cependant les mouvements prennent de plus en plus d'amplitude.
M. S. D. — 36 K.
M. S. G. — 52.
Le 19. Le bras droit a repris de plus en plus l'élasticité de ses mouvements qui sont presque tous possibles. « Il me semble, dit le malade, que j'ai un poids attaché à mon bras. » Pas de douleurs d'aucune sorte.
M. S. D. — 40 K.
M. S. G. — 50.
Le 21. Douleurs fulgurantes dans tout le bras droit.
M. S. D. — 28 K.
M. S. G. — 52.
Le 22. Pas de douleurs ni de lourdeur du bras.
M. S. D. — 44 K.

M. S. G. — 54.
Le 23 :
M. S. D. — 44 K.
M. S. G. — 53.
Le 24 :
M. S. D. — 48 K.
M. S. G. — 52.
Le 25. Pas de douleurs lancinantes cette nuit.
M. S. D. — 46 K.
M. S. G. — 55.
Le 26. Fourmillements violents dans le bras droit.
M. S. D. — 38 K.
M. S. G. — 51.
Le 28 :
M. S. D. — 43 K.
M. S. G. — 53.
Le 29. Fourmillements cette nuit dans le M. S. D.
M. S. D. — 34 K.
M. S. G. — 51.
Le 30 :
M. S. D. — 36 K.
M. S. G. — 51.
Le 31 :
M. S. D. — 38 K.
M. S. G. — 53.
1er avril. Fourmillements cette nuit dans l'épaule et le bras droit.
M. S. D. — 32 K.
M. S. G. — 51.
Le 2 :
M. S. D. — 43 K.
M. S. G. — 52.
Le 3. Fourmillements violents.
M. S. D. — 33 K.
M. S. G. — 51.
Le 4 :
M. S. D. — 42 K.
M. S. G. — 53.
Le 5 :
M. S. D. — 42 K.
M. S. G. — 52.
Le 6 :

M. S. D. — 43 K.
M. S. G. — 52.
Le 7 :
M. S. D. — 43 K.
M. S. G. — 53.
Le 8. Douleurs fulgurantes dans le bras droit cette nuit.
M. S. D. — 35 K.
M. S. G. — 52.
Le 10. Dans l'après-midi, douleurs fulgurantes dans toute l'étendue du membre supérieur droit, partant de sa racine et arrivant jusqu'à l'extrémité des doigts. Aussitôt après la crise, impotence fonctionnelle de tout le membre correspondant. Ehr... ne peut, ni lever le bras, ni fléchir l'avant-bras sur le bras. Celui-ci ne peut être mis en mouvement sous l'influence de la volonté.
M. S. D. — 19 K.
M. S. G. — 51.
Le 12. Même état.
M. S. D. — 20 K.
M. S. G. — 52.
Le 13. Légers mouvements du membre supérieur. La flexion de l'avant-bras sur le bras peut s'accomplir.
M. S. D. — 26 K.
M. S. G. — 53.
Le 14. Les mouvements son de plus en plus étendus.
M. S. D. — 31 K.
M. S. G. — 51.
Le 15 :
M. S. D. — 30 K.
M. S. G. — 52.
Le 16 :
M. S. D. — 31 K.
M. S. G. — 52.
Le 18 :
M. S. D. — 36 K.
M. S. G. — 53.
Le 19 :

M. S. D. — 37 K.
M. S. G. — 51.
Le 20 :
M. S. D. — 42 K.
M. S. G. — 53.
Le 22 :
M. S. D. — 40 K.
M. S. G. — 53.
Le 23 :
M. S. D. — 44 K.
M. S. G. — 54.
Le 24 :
M. S. D. — 45 K.
M. S. G. — 51.
Le 28 :
M. S. D. — 50 K.
M. S. G. — 53.
1er mai :
M. S. D. — 49 K.
M. S. G. — 53.
Le 2 :
M. S. D. — 52 K.
M. S. G. — 53.
Le 3 :
M. S. D. — 52 K.
M. S. G. — 53.
Le 4. Douleurs lancinantes légères cette nuit dans le bras droit.
M. S. D. — 41 K.
M. S. G. — 54.
Le 6. Pas de douleurs.
M. S. D. — 53 K.
M. S. G. — 56.
Le 9. Légers picotements.
M. S. D. — 44 K.
M. S. G. — 54.
Le 10 :
M. S. D. — 46 K.
M. S. G. — 56.
Le 11 :
M. S. D. — 49 K.
M. S. G. — 57.
Le 12 :
M. S. D. — 54 K.
M. S. G. — 56.
Le 13. Fourmillements à droite.

M. S. D. — 48 K.
M. S. G. — 55.
Le 14 :
M. S. D. — 51 K.
M. S. G. — 57.
Le 15 :
M. S. D. — 51 K.
M. S. G. — 55.
Le 16 :
M. S. D. — 51 K.
M. S. G. — 57.
Le 17. Fourmillements très légers.
M. S. D. — 48 K.
M. S. G. — 57.
Le 18 :
M. S. D. — 50 K.
M. S. G. — 57.
Le 19. Sensation de lourdeur du bras droit.
M. S. D. — 43 K.
M. S. G. — 54.
Le 20 :
M. S. D. — 45 K.
M. S. G. — 54.
Le 21 :
M. S. D. — 48 K.
M. S. G. — 55.
Le 22 :
M. S. D. — 46 K.
M. S. G. — 55.
Le 24 :
M. S. D. — 49 K.
M. S. G. — 55.
Le 25 :
M. S. D. — 48 K.
M. S. G. — 55.
Le 28 :
M. S. D. — 21 K.
M. S. G. — 55.
Ehr... a eu hier dans l'après-midi des douleurs fulgurantes dans le bras droit pendant 12 heures.
Le 31 :
M. S. D. — 31 K.
M. S. G. — 66.

1er juin :
M. S. D. — 46 K.
M. S. G. — 56.
Le 2 :
M. S. D. — 52 K.
M. S. G. — 57.
Le 3 :
M. S. D. — 50 K.
M. S. G. — 57.
Le 4 :
M. S. D. — 50 K.
M. S. G. — 57.
Le 5 :
M. S. D. — 53 K.
M. S. G. — 59.
Le 6 :
M. S. D. — 55 K.
M. S. G. — 58.
Le 7 :
M. S. D. — 52 K.
M. S. G. — 57.
Le 8 :
M. S. D. — 53 K.
M. S. G. — 60.
Le 11 :
M. S. D. — 51 K.
M. S. G. — 58.
Le 12. Légers fourmillements dans le bras droit.
M. S. D. — 45 K.
M. S. G. — 58.
Le 13 :
M. S. D. — 52 K.
M. S. G. — 53.
Légers fourmillements à gauche.
Le 14 :
M. S. D. — 48 K.
M. S. G. — 54.
Le 15 :
M. S. D. — 50 K.
M. S. G. — 54.
Le malade sort de l'hôpital.
Le 7 octobre il y revient après une nouvelle crise de douleurs fulgurantes dans le bras droit. Léger œdème de la paume de la

main. Les autres symptômes sont les mêmes qu'antérieurement.

M. S. D. — 21 K.
M. S. G. — 48.

9 octobre :

M. S. D. — 25 K.
M. S. G. — 50.

Le 11. Fourmillements dans les doigts de la main droite.

M. S. D. — 21 K.
M. S. G. — 48.

Le 15 :

M. S. D. — 39 K.
M. S. G. — 49.

Le 16. Élancements dans le bras droit.

M. S. D. — 24 K.
M. S. G. — 51.

Le 21 :

M. S. D. — 45 K.
M. S. G. — 55.

Le 26. Douleurs constrictives au niveau de l'avant-bras droit.

M. S. D. — 34 K.
M. S. G. — 52.

Le 28 :

M. S. D. — 42 K.
M. S. G. — 52.

Le 29. Douleurs à type rongeant dans la paume de la main droite.

M. S. D. — 31 K.
M. S. G. — 50.

Le 30 :

M. S. D. — 34 K.
M. S. G. — 49.

Le 31. Douleurs fulgurantes dans la zone du cubital gauche.

M. S. D. — 44 K.
M. S. G. — 34.

8 novembre :

M. S. D. — 45 K.
M. S. G. — 50.

Le 16. Douleurs lancinantes toute la nuit dans les deux bras, mais surtout à droite.

M. S. D. — 24 K.
M. S. G. — 40.

Le 23 :

M. S. D. — 44 K.
M. S. G. — 51.

Le 24. Douleur violente dans l'épaule et le bras droit.

M. S. D. — 21 K.
M. S. G. — 53.

6 décembre :

M. S. D. — 46 K.
M. S. G. — 54.

3 janvier. Douleur violente dans le bras droit (fulgurations), impotence à peu près absolue du membre.

M. S. D. — 18 K.
M. S. G. — 56.

Les élancements persistent les 4, 5, 6, 7, 8, avec pesanteur de l'épaule.

Le 8 :

M. S. D. — 21 K.
M. S. G. — 54.

Le 15 :

M. S. D. — 43 K.
M. S. G. — 55.

Ce malade sort à la fin de février sans avoir eu de nouveaux accidents. Il va reprendre son travail.

Diagnostic différentiel. — Ataxie locomotrice : Il n'y aurait que les douleurs fulgurantes des membres supérieurs, qui y feraient songer. Les signes en opposition à ce diagnostic sont : la conservation du réflexe rotulien, l'absence de troubles viscéraux, le début par les membres supérieurs qui est fort rare.

Saturnisme : Nous ne trouvons aucune circonstance dans laquelle Ehr... ait été mis en contact avec le plomb. En outre il n'a aucun des symptômes du saturnisme et sa paralysie ne prédomine pas du côté des extenseurs.

Rhumatisme : Mais le rhumatisme musculaire n'a pas le caractère de lancinations spontanées nocturnes.

Dans l'articulaire, les douleurs se révèlent surtout dans les mouvements communiqués.

Cela n'a pas lieu ici. En outre il a une absence absolue de fièvre et de gonflement articulaire.

OBSERVATION IV (PERSONNELLE)

Lach.., Eugène, âgé de 35 ans, rouleur dans les chais, vient à l'hôpital St-André, service de M. le Prof. Pitres, pour une impotence fonctionnelle des deux avant-bras.

Son père est mort à 80 ans, subitement. Sa mère a succombé à l'âge de 60 ans ; elle avait été très maladive et souffrait fort souvent de l'estomac et des yeux. Il a eu trois frères et deux sœurs : un frère est mort d'accident ; une sœur à 40 ans des suites d'une courte maladie.

Quant à Lach.., il a eu des blépharites à récidive pendant son enfance ; à onze ans, il a eu une fièvre typhoïde avec rechute (trois mois de durée). La convalescence a été longue, ses facultés cérébrales avaient été atteintes, entre autres la mémoire. Pas de paralysie dans le courant de cette affection.

Il a fait son service militaire, mais n'est resté que six mois sous les drapeaux. Pas de blennorrhagie, pas de syphilis.

Il a été d'abord valet de ferme dans les Basses-Pyrénées. Depuis quinze ans il habite Bordeaux : pendant l'été il travaille au déchargement des bois, puis pendant l'hiver, il exerce la profession de rouleur dans les chais.

Il a pris des habitudes alcooliques depuis son arrivée à Bordeaux ; presque journellement il prend un verre de rhum le matin, et plusieurs litres de vin dans la journée, le vin lui étant laissé à peu près à discrétion.

Depuis cette même époque, il n'a eu aucune maladie, si ce n'est il y a dix ans où il a gardé une céphalalgie, revenant particulièrement la nuit, intolérable, et qui a guéri sous l'influence d'applications de mouches de Milan sur les tempes, de purgations et de séjour à la campagne ; elle a duré six mois, il était alors garçon de café (1878).

Histoire de la maladie. — Le 15 décembre dernier, pendant la nuit, après avoir ressenti durant quelques jours auparavant, des fourmillements dans les doigts, il éprouve subitement des fourmillements dans tout le côté droit du corps (face, membre supérieur, membre inférieur), avec une sensation d'engourdissement consécutive.

Le lendemain, il se lève comme d'habitude et va à ses occupations ;

pendant toute la journée il éprouve les mêmes sensations (fourmillements, engourdissements dans tout le côté droit, qui le forcent même
à certains moments à trébucher sur le sol, la jambe fléchissant sous
lui).

Le surlendemain les fourmillements ont disparu, dans le membre
inférieur et la face, et à ce moment est apparue l'impotence fonctionnelle dans le membre supérieur.

En se levant le matin, sans avoir éprouvé de nouveau symptômes,
il s'aperçoit que les fourmillements de la main ont augmenté et que
les extrémités des doigts sont devenues insensibles.

Il ne peut saisir son pantalon et surtout arriver à le boutonner, sa
main droite insensible refuse tout exercice. Depuis ce jour, il n'a pu
se servir de sa main : les objets qu'il veut saisir ne sont pas perçus.
En outre à certains intervalles après avoir fait des efforts de préhension, par exemple, ses doigts se crispent, nous dit-il, prennent la
forme en griffe et restent dans cette situation jusqu'au moment où,
avec la main opposée, il les a replacés dans l'extension. Ces sortes
de crampes se présentent également la nuit et tirent le malade du
sommeil.

Vers le commencement de janvier se montrent dans la main gauche, surtout le bout des doigts, des fourmillements, avec perte de
la sensation du tact. Lach... nous raconte en effet, qu'il lui arrivait
de croiser ses mains l'une sur l'autre, sans les sentir ; il est obligé
de les regarder continuellement pour savoir quelle est leur situation.
La nuit pour les trouver dans son lit il porte d'abord une de ses
mains au contact de l'épaule et suit ainsi le membre supérieur jusqu'au niveau de celle dont il se préoccupe. Le 20 janvier en se
levant, il s'aperçoit que sa main gauche est devenue également impo-
tente, il ne peut s'habiller, ni manger seul, parce que tous les objets
tombent involontairement de ses doigts.

Cependant il avait conservé les mouvements des avant-bras, du
bras et de l'articulation de l'épaule. Il a été traité par les frictions à
l'aide de liniments térébenthinés et de bains de vapeur locaux. Son
état ne s'est point amendé, mais après un certain temps en surveillant avec attention ses mains, il est arrivé à prendre lui-même ses
aliments, et voici de quelle façon :

On les lui coupait sur le bord d'une table et il formait avec ses
mains deux sortes de palettes, l'une recevait les miettes de pain que
l'autre lui donnait, en les poussant avec son bord cubital. Depuis
déjà quelques jours, soumis à l'action de l'électricité, il arrive plus
facilement à accomplir les mouvements d'association des doigts, et
il peut se servir dans certaines circonstances de sa main droite, par
exemple dans l'action de porter une cuiller à sa bouche, mais il est
obligé d'en surveiller attentivement tous les mouvements.

État actuel, le 2 mars 1887. — Lach... est de taille moyenne, d'une
constitution chétive : il a les cheveux châtains, la barbe blonde ; il
a une physionomie peu intelligente, et l'air fort affecté de son état,

Ses fonctions digestives s'accomplissent normalement : il a fort bon appétit, jamais de vomissements, pas de pituite le matin, pas de pesanteur gastrique après les repas, pas de constipation ; sa cavité buccale ne présente rien à signaler.

Les dents sont bien conservées, pas de gingivite, pas de liséré saturnin.

L'estomac ne paraît pas dilaté. Le foie et la rate sont difficiles à limiter par la percussion à cause de l'épaisseur des parois abdominales et probablement de dépôts graisseux dans l'épiploon et le mésentère.

Organes circulatoires. — Le cœur paraît normal. Rien à signaler aux divers orifices ; Pas d'athérome apparent des artères radiales, pas de varices des membres inférieurs. Cercle sénile assez prononcé étant donné l'âge de notre sujet.

Organes respiratoires. — Normaux.

Organes des sens. — Œil : sur la cornée nous trouvons une taie à gauche, trace d'ancienne kératite ; sur la cornée droite nous remarquons deux ptérygions. Les pupilles sont égales et normales, elles réagissent à la lumière, mais s'accommodent fort peu aux distances. Le champ visuel est manifestement rétréci. Dyschromatopsie pour presque toutes les couleurs.

Ouïe. — Est normale et égale des deux côtés.

L'odorat, le goût. — Paraissent bien conservés.

Il est marié, sans enfants ; il a aujourd'hui des érections normales. Aucun trouble de la vessie. Pas de polyurie.

Membres supérieurs. — Les bras et les avant-bras sont normaux ; pas d'atrophie manifeste.

Déformation des phalangettes des deux mains, qui sont arrondies en forme de massue. Pas d'œdème, léger état violacé des téguments de cette région ; desquamation épidermique furfuracée.

Motilité. — Tous les mouvements du bras, de l'avant-bras, de la main, sont possibles, ainsi que ceux des doigts (adduction, abduction).

Force au dynamomètre. M. S. D. — 20 K. de pression.

    —   —   M. S. G. — 18.

Réflexe périostique. — Fort à droite, normal à gauche.

Réflexe musculaire. — Fort à droite, normal à gauche ; contraction idiopathique du biceps égale des deux côtés.

L'examen électrique fait par M. Bergonié a donné les résultats suivants :

Examen des membres supérieurs droits.

Courants faradiques. — Tous les muscles des deux membres sont normalement excitables.

Courants galvaniques. — Aucune réaction de dégénérescence à aucun muscle. Les contractions se succèdent régulièrement lorsqu'on fait croître l'intensité.

Minimun d'excitabilité :

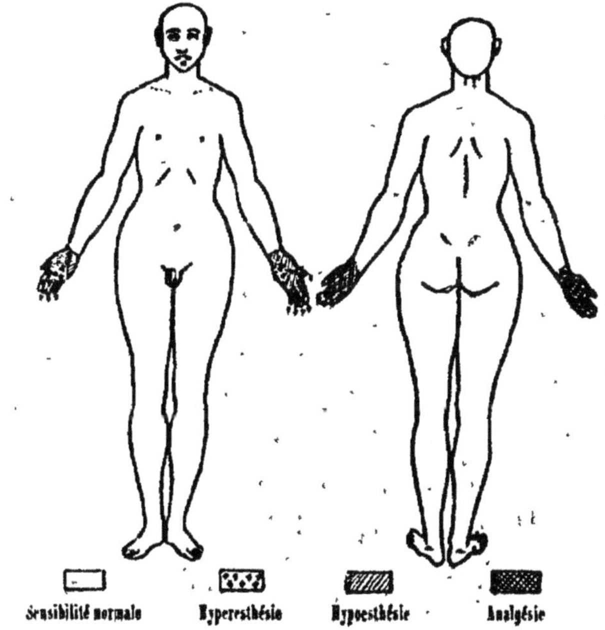

Sensibilité normale
Hyperesthésie
Hypoesthésie
Analgésie

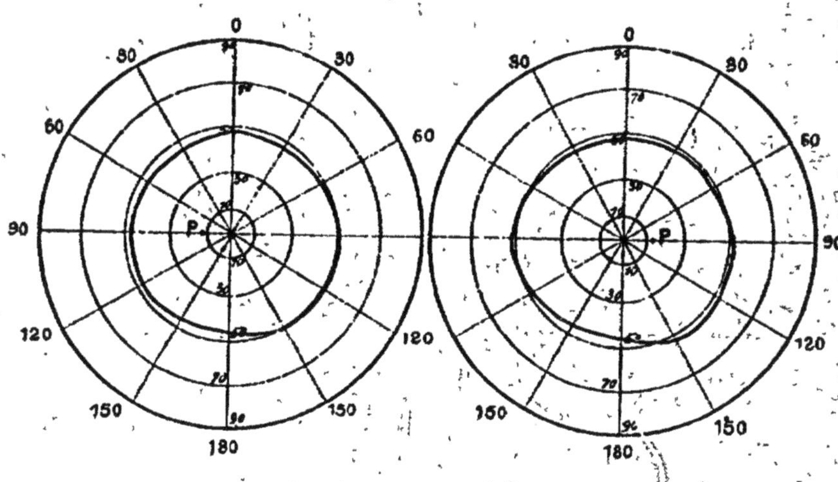

0
30
60
90
120
150
180

Droit : Extenseur commun des doigts		$I = 3^m$	
Gauche :	—	—	$I = 4^m,5$
Droit : Fléchisseur supérieur des doigts		$I = 5^m$
Gauche :	—	—	$I = 6^m,7$

normal.

Les mouvements compliqués de la main et surtout des doigts sont impossibles si notre sujet n'y porte pas les yeux. En outre ils sont accomplis fort imparfaitement.

C'est ainsi que si l'on prie notre sujet de prendre un couteau sur une table, c'est après l'avoir pris et relâché plusieurs fois, qu'il arrive à le faire glisser, souvent avec l'aide de la symétrique qui devient nécessaire, dans la paume de la main ; il la ferme alors fortement et le tient solidement dans la position normale.

Les yeux fermés, ces mouvements deviennent absolument impossibles ; il sent à peine la résistance de la table sur laquelle est placé le couteau.

De même pour une cuiller : si on prie Lach... de prendre sur la même table une cuiller et de simuler l'action de manger un potage, il éprouve la même difficulté pour la saisir, et montre la même inhabileté dans la préhension. Il ressemble en pareil cas à un jeune enfant qui est pour la première fois livré à lui-même. De même pour la main gauche; les mouvements sont même plus hésitants.

Les yeux fermés, notre sujet n'est plus capable de savoir se servir de sa cuiller; il peut bien la saisir sur la table, mais il ne se rend pas compte de la façon dont il l'a saisie, si c'est par le manche ou par toute autre partie. Dans cette situation, c'est-à-dire les yeux fermés, il n'arrive qu'imparfaitement à porter cette même cuiller à la bouche.

Sensibilité. — Lach... a absolument perdu la sensation de position du bras gauche; quand on le déplace, le malade ayant les yeux fermés, il ne sait jamais vous dire, dans quelle situation il est, par rapport au tronc ou au membre opposé.

Pour le bras droit le sens musculaire ne paraît pas complètement aboli, cependant notre sujet n'apprécie qu'imparfaitement sa situation.

Quant à la situation respective des doigts, elle est absolument ignorée.

Sensibilité à la piqûre. — Mains : hyperesthésie de la face palmaire de tous les doigts, et de la paume de la main, sur la plus grande partie de son étendue; hypoesthésie dans le reste de l'étendue de la région palmaire.

Analgésie de la face dorsale des deux mains; la face dorsale des phalangettes est seule sensible normalement.

Dans tout le reste de l'étendue des membres supérieurs, la sensibilité est normale.

La sensibilité à la température est normale partout également.

Quand on place un objet dans l'une ou l'autre main de notre

sujet, il n'en reconnait, ni la forme, ni le poids; la température seule est appréciée.

Membres inférieurs. — La marche est absolument normale, tous les mouvements sont conservés.

Les extenseurs et les fléchisseurs du pied, explorés en développant une traction en sens inverse de leur action, paraissent avoir conservé leur force ordinaire.

Réflexe au chatouillement. — Normal.

    —   *rotulien.* — Normal,

    —   *testiculaire.* — Faible.

    —   *de Rosembach.* — Existe.

La pression dynamométrique donne : M. I. D. — 26 K. de pression.

    —   —   —   M. I. D. — 23.

Sensibilité. — La sensation de position des membres est fort bien conservée.

Aucune variation dans la sensibilité à la piqûre, ni à la température.

Pas d'hyperesthésie plantaire.

Tronc. — Rien à signaler, ni dans les muscles du dos, ni dans ceux de l'abdomen ; aucune déformation, ni douleur le long de la colonne vertébrale,

Intelligence. — Elle parait bien conservée ; la mémoire parait bonne, Pas de rêves d'aucune nature.

20 avril 1887, Les mouvements des doigts sont plus faciles les yeux ouverts. Les yeux fermés le malade éprouve toujours une grande difficulté pour la préhension des objets.

La sensation de position des membres est aujourd'hui normale pour les deux bras ; mais la situation respective des doigts est absolument ignorée. Même état de sensibilité des mains à la piqûre et à la température.

Force au dynamomètre : M. S. D. — 14 kil. de pression.

    —   —   M. S. G. — 16.

    —   —   M. I. D. — 21.

    —   —   M. I. G. — 19.

10 mai 1887. Même état qu'au 20 avril, cependant les mouvements des doigts dans les actes de préhension s'accomplissent plus facilement. La sensation de position des doigts est encore ignorée ; même état de la sensibilité des mains à la piqûre, cependant l'analgésie de la main gauche est moins prononcée.

    M. S. D. — 30 K.

    M. S. G. — 25.

    M. I. D. — 17.

    M. I. G. — 20.

Il a eu ces jours derniers une contusion de la hanche droite.

8 juillet 1887. Le malade a été soumis à un traitement électrique et hydrothérapique. Les mouvements des doigts sont plus faciles les yeux ouverts ; mais même impotence les yeux fermés, notre sujet en

sait pas nous dire quelle est la forme et le poids des objets qu'il a
entre les mains. Même état de la sensibilité.

Force au dynamomètre. M. S. D. — 20 K,
— — M. S. G. — 32.

Le 10. — Lach... voulant essayer de travailler malgré son insensibilité des mains, demande à sortir.

7 février 1888. Lach... rentre de nouveau dans le service de M. le
Prof. Pitres. Depuis sa sortie il a pu, avec de grandes précautions,
s'occuper au déchargement des bois du Nord.

Depuis quelques temps il est sujet à des sensations de faiblesse
subite des membres supérieurs, sensations intermittentes et passagères, mais qui l'obligent momentanément à discontinuer son travail. Il a également senti depuis quelques temps des fourmillements
dans les membres inférieurs.

La motilité des membres supérieurs est restée à peu près dans
l'état où elle était à sa sortie de l'hôpital. Légères variations dans la
sensibilité ; la face dorsale des mains ne présente qu'une très légère
hypoesthésie, tandis qu'il y a une légère hyperesthésie palmaire.

Le traitement hydrothérapique et électro-thérapique est de nouveau institué.

OBSERVATION VII (PERSONNELLE)

Prad..., Joseph, âgé de 30 ans, matelot, entré à l'hôpital St-André
le 15 mai, dans le service de M. le Dr Mandillon, pour des coliques
coïncidant avec de la diarrhée. Depuis il est atteint de paralysie
cervicale, affection pour laquelle nous le voyons aujourd'hui.

Son père à la suite d'une hémiplégie gauche, aurait quitté son
domicile sans qu'on ait jamais eu de ses nouvelles depuis lors
(notre sujet était alors âgé de quatre ans). Il était alcoolique. Sa
mère encore vivante, âgée de 55 ans, est d'un caractère paisible,
elle n'a jamais eu de crises nerveuses. Six frères ou sœurs ; deux de
ses frères sont morts, l'un fort jeune, l'autre à l'âge de 12 ans, après
une longue maladie ; une sœur a succombé aux complications de la
rougeole.

Les survivants sont bien portants.

Quant à Prad..., Joseph, il a eu dans son enfance les stigmates de
la scrofule (ganglions cervicaux, blépharites) ; à l'âge de trois ans
fièvres intermittentes, pendant plusieurs mois. Diphtérie à peu près
à la même époque. Pneumonie à l'âge de 9 ans.

À l'âge de 12 ans, il s'embarque comme mousse, et va faire son
premier voyage dans l'Inde ; depuis lors il a toujours voyagé. Insolation au Sénégal à l'âge de 16 ans. À 20 ans, coliques à la suite de
l'ingestion d'huîtres ; tout l'équipage auquel appartenait Prad... fut
également malade. Depuis lors il a été sujet à des coliques avec

diarrhée, à chaque débarquement ; ces coliques durent environ 24 heures et reviennent encore de temps à autre.

A l'âge de 22 ans fièvres intermittentes du Sénégal qui durent 12 mois.

A 28 ans, scorbut pendant un de ses derniers voyages ; il séjourne un mois et demi à Port-Saïd et se rembarque. Depuis lors il n'a été sujet qu'à des crises de coliques semblables à celles qui l'ont fait entrer à l'hôpital.

Pas de syphilis, une blennorrhagie à 26 ans.

Pendant tous ses voyages depuis 12 jusqu'à 27 ans, étant matelot, il n'a eu à sa disposition que les boissons alcooliques du bord (demi-litre de vin par jour et six centilitres d'eau-de-vie). De temps à autre excès nombreux, spécialement à tous les débarquements.

Depuis l'âge de 27 ans, étant chauffeur, il avait droit à un litre de vin par jour et à douze centilitres d'eau-de-vie. Depuis quatre mois ayant abandonné les grands voyages, il fait le parcours de Langon à Bordeaux sur des gabarres. Depuis lors le verre de vin ou d'eau-de-vie le matin est journalièrement ingéré ; il boit en moyenne trois litres de vin par jour, assez souvent du rhum avec du café, souvent aussi de l'absinthe, mais pas d'une façon régulière.

Le 15 mai après avoir fait la veille de nombreux excès de boissons, il est pris subitement de coliques fort douloureuses accompagnées de diarrhée ; il rentre alors à l'hôpital, service de M. le D\u1d63 Mandillon où il séjourne depuis cette époque. Elles durent 24 heures. Huit jours après nouvelle crise de coliques termineuses, sans diarrhée ; cette crise dure environ 24 heures. Huit jours plus tard nouvelle crise aussi violente que la précédente nécessitant l'emploi de la morphine à haute dose. Celle-ci dure 30 heures environ.

Trois jours ensuite, sans nouveaux symptômes, après une nuit durant laquelle il n'avait éprouvé que quelques fourmillements, il se couche pour la durée de la visite et se met à lire ; au bout d'un moment il sent une sorte de douleur qu'il compare à la sensation que produirait un filet d'eau chaude, qui part de l'épaule, parcourt le bras et l'avant-bras et s'arrête au niveau du poignet. Il perçoit aussitôt une sensation de froid au niveau des doigts ; il ne fait pas tout d'abord attention à ce malaise et après s'être levé, habillé et avoir déjeuné, il veut se servir de ses mains ; il s'aperçoit alors que la main gauche demeure inerte : ses doigts ne peuvent plus venir au contact les uns des autres. Depuis lors, même état.

Les jours suivants il sent des sortes de douleurs constrictives au niveau des cuisses et des mollets, douleurs passagères, et qui ne durent que quelques minutes. Le 18 juin, c'est-à-dire cinq jours après l'apparition de la parésie du membre supérieur gauche, nouvelle crise de coliques termineuses, sans diarrhée, nécessitant encore trois piqûres de morphine, et qui dure environ 24 heures.

Le 26 il sent subitement une douleur à peu près semblable à celle qui avait précédé la parésie du membre symétrique se montrer dans le bras droit et le suivre jusqu'aux doigts : le troisième jour, il s'aperçoit que sa main droite a perdu manifestement de sa vigueur et qu'il ressent une gêne, surtout prononcée dans les mouvements de l'index et du médius. Depuis lors même état.

État actuel, le 30 juin 1887. — Prad..., paraît jouir d'une fort bonne santé ; il est fort bien constitué, d'une taille moyenne.

Ses fonctions digestives sont troublées par l'apparition des coliques dont nous avons parlé, mais dans leur intervalle, il a fort bon appétit.

Pas de liséré plombique, les dents sont bonnes, les gencives saines.

Ses fonctions intestinales sont régulières. Cependant depuis fort longtemps, il éprouve le besoin d'ingérer, le matin en se levant, un verre d'alcool ou de vin pour commencer son travail. Jamais de pituites véritables. Le foie, la rate ont leur volume normal.

Prad..., nous dit qu'il est sujet à des rêves presque journaliers, toujours professionnels et dans lesquels il songe qu'il est sur son navire, qu'il travaille ou se dispute avec ses camarades. Il lui arrive fort souvent de parler dans le cours de ses rêveries ; le plus souvent aussi il se rappelle de leur objet à son réveil.

Fonctions circulatoires. — Aucun bruit anormal à l'auscultation du cœur. Pas d'athérome des artères radiales. Pas de cercle sénile.

Pas de varices des membres inférieurs.

Fonctions respiratoires. — Normales.

Vessie. — Ni incontinence ni rétention d'urine.

La pression testiculaire est normale.

Organes génitaux. — Leurs fonctions sont bien conservées.

Organes des sens. — Œil : La vision est normale, jamais de diplopie, ni d'amblyopie. Les pupilles sont égales et normalement dilatées. Les réactions pupillaires sont normales à la lumière et à l'accommodation aux distances.

Pas de rétrécissement du champ visuel. Vision des couleurs bien conservées.

L'examen des organes des sens pratiqué par M. le Dr Guémant donne les résultats suivants :

BOUCHE : *Lèvre supérieure.*   *Lèvre inférieure.*
Piqûre : non sentie,   non sentie.
Brûlure : peu,   peu.
         Joue droite.   *Joue gauche.*
Piqûre : non sentie,   non sentie.
Brûlure : peu sentie,   peu sentie.

Langue. — Pointe : piqûre légèrement sentie, mais un peu plus à droite qu'à gauche.

Moitié postérieure : La piqûre n'est pas sentie ; brûlure : légèrement sentie.

Voûte palatine. — Piqûre : non sentie des deux côtés ; brûlure peu sentie des deux côtés.

Portion membraneuse du voile. — Piqûre : très légèrement sentie
à gauche ; brûlure : bien sentie des deux côtés.

Pilier antérieur. — Droit : Piqûre, un peu sentie ; gauche : non
sentie.

Pilier postérieur. — Piqûre non sentie des deux côtés.

Partout le malade sent le contact mais ne sent pas la piqûre ou ne
la sent presque pas. La brûlure est à peine sentie.

Les réflexes du voile du palais, du pharynx, des piliers, du larynx,
sont conservés. La langue ne sent pas l'eau sucrée, elle distingue
l'eau vinaigrée.

Nez :   *Narine droite.*   *Narine gauche.*
    Sonde : à peine sentie sur les deux cornets.
    Piqûre : légèrement sentie,   non sentie.
    Brûlure : sentie,   peu sentie.

Oreille :   *Pavillon droit.*   *Pavillon gauche.*
    Contact : senti,   senti.
    Piqûre : non sentie,   non sentie.
    Brûlure : un peu sentie,   sentie.

Conduit externe droit : piqûre légèrement sentie ; conduit externe
gauche : piqûre non sentie.

Tympans : Sont sensibles au contact de la sonde.

Membres supérieurs. — Ils sont forts, robustes. Les saillies musculaires sont très développées ; sur la face dorsale du poignet gauche, nous voyons un léger œdème de cette région et des doigts, si
nous les comparons aux symétriques. Nous remarquons également
une légère desquamation furfuracée de la peau de la face dorsale
des doigts. Tremblement spontané des membres supérieurs dans
l'extension ; léger tremblement fibrillaire de la langue.

Si l'on prie notre malade de mettre ses membres supérieurs dans
l'extension absolue, le membre supérieur droit peut très facilement
affecter cette position, mais l'extension des doigts de la main gauche
ne peut être complètement opérée. Ils restent toujours en demi-
flexion vers la paume de la main. Tous les mouvements des articulations de l'épaule et du coude, sont possibles aux deux membres
supérieurs.

Quant à ceux de l'articulation du poignet, la flexion et l'extension
du poignet droit sont très limitées, mais cela est dû à une luxation
de cette articulation dans le jeune âge.

A gauche, la flexion est complète, mais l'extension ne peut être
exécutée entièrement sous l'influence de la volonté.

Quant aux mouvements des doigts, la flexion et l'extension s'accomplissent normalement à droite, mais les doigts ne peuvent exécuter les mouvements d'opposition ; c'est à grand'peine qu'ils arrivent au contact du pouce.

Du côté gauche, quand on prie Prad... de fléchir et d'étendre ses
doigts, ils se déplacent légèrement de leur situation (demi-flexion),
mais ils ne peuvent ni entrer en flexion ni en extension.

Force au dynamomètre : M. S. D. — 16 K. de pression.
—   —   M. S. G. — 0.
Réflexe périostique. — Faible, mais égal des deux côtés.
  —   *musculaire*. — Normal.
  —   *du biceps* (au pincement). — Fort.
L'examen électrique des muscles, pratiqué par M. le Dr Bergonié, a donné les résultats suivants.

Courants faradiques. — To.. les muscles et nerfs des deux membres supérieurs sont excitables aux courants faradiques.

Il n'y a pas de différence d'excitabilité d'un membre à l'autre, si ce n'est cependant une très légère, en faveur des extenseurs des doigts du membre droit. Il est capable de supporter des courants très intenses sans manifester aucune douleur.

Courants galvaniques. — Tous les muscles et nerfs des deux membres supérieurs sont normalement excitables.

Toujours K > n S Z An SZ.

Pas de réaction de dégénérescence même partielle. Le malade peut supporter des intensités de 70^{mma}, sans douleur, une légère sensation de chaleur à la nuque quel que soit le pôle, voilà tout. On peut obtenir le tétanos de durée avec une intensité de 45^{mma}.

Sensibilité. — Fourmillements spontanés au bout des doigts gauches, le soir pendant plusieurs heures : ils sont très peu accentués. La pression des masses musculaires, ni des trajets nerveux, n'est pas douloureuse. La sensation de position des membres et des doigts paraît légèrement pervertie : notre malade n'arrive jamais directement à la recherche d'une main, lorsqu'on le prie de la prendre avec la symétrique ; de même pour les doigts, il est difficile à notre sujet de dire s'il sont étendus ou fléchis dans la paume de la main. La perception de la forme et du poids des objets nous paraît normale des deux côtés.

Tous les mouvements de précision des doigts, tels que ceux de prendre une fourchette, un porte-plume, peuvent être exécutés normalement de la main droite, les yeux ouverts et fermés ; ils ne peuvent l'être avec la main gauche, à cause de la difficulté des mouvements d'association des doigts qui perçoivent normalement la forme et le contour des objets.

Sensibilité à la piqûre. (Voir Schéma.) — Analgésie complète de tout le membre supérieur gauche.

Du côté du membre supérieur droit nous trouvons une légère hypoesthésie de l'extrémité palmaire des cinq doigts et une hypoesthésie plus prononcée de toute la région palmaire, le reste de l'étendue du membre est complètement analgésique.

Membres inférieurs. — Ils ne présentent aucun trouble trophique appréciable bien que les ongles soient légèrement crénelés transversalement.

Quelques varices superficielles sur la partie inférieure de la jambe et la face dorsale du pied.

La marche est régulière, bien cadencée et ne présente aucun symptôme anormal. Pas de trépidation épileptoïde.

Notre sujet nous raconte que depuis le début de son séjour à l'hôpital il sent ses membres inférieurs plus faibles qu'antérieurement; l'ascension des escaliers, par exemple, le fatigue beaucoup.

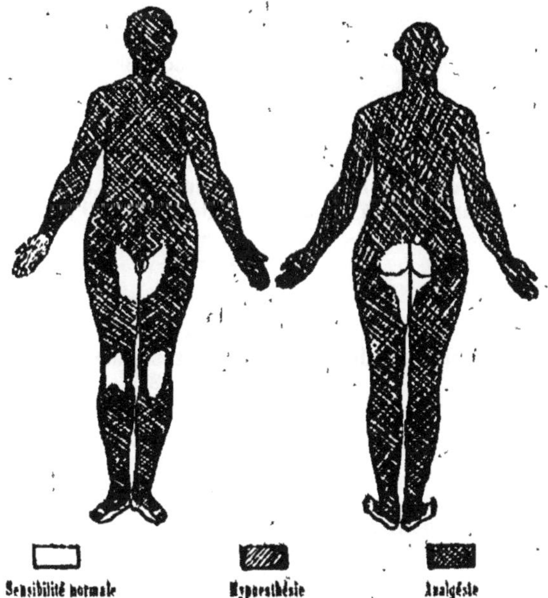

Tous les mouvements sont cependant possibles, les fléchisseurs et extenseurs des pieds ont conservé leur force.

Pas de raideur dans les mouvements communiqués.

Force au dynamomètre M. I. D. — 8 K. de pression.

—   —   M. I. G. — 11.

Réflexe rotulien. — Normal.

   — *musculaire.* — Conservé

   — *au chatouillement.* — Faible s'il existe

   — *testiculaire.* — Faible

   — *de Rosembach.* — Existe.

Sensibilité. — Pas de fourmillements, ni de picotements spontanés : de temps à autre depuis le début de la parésie du membre supérieur gauche, il sent des douleurs constrictives au niveau des cuisses ou des mollets. On ne provoque pas de douleur par la pression des masses musculaires ou des nerfs. La sensation de position des membres paraît manifestement altérée ; notre malade ne va jamais directement à la recherche du talon qu'on le prie de saisir. La marche les yeux fermés et la station debout sur une seule jambe sont également moins assurés que lorsque le sujet a les yeux ouverts.

La sensibilité à la piqûre est profondément altérée ; l'analgésie est complète dans toute l'étendue des membres inférieurs hormis au niveau du tiers inférieur et de la face antérieure des cuisses où nous trouvons une plaque de sensibilité normale ; la région fessière est également sensible (très légère hypoesthésie) et la région plantaire, ainsi que la face dorsale des orteils, a conservé la sensibilité normale.

Tronc. — Rien d'anormal dans les mouvements ni dans la structure.

Sensibilité. — Analgésie totale.

Le 6. Apparition d'une forte crise de coliques très violentes : douleurs atroces, cris, agitation ; trois injections de morphine ; ces coliques continuent le 7 et le 8 en s'atténuant le 9 juillet.

M. S. D. — 15 K.
M. S. G. — 0.

Le 10.

M. S. D. — 25 K.
M. S. G. — 0.

Le 17. Crises de douleurs lancinantes dans l'abdomen.

M. S. D. — 18 K.
M. S. G. — 0.

Le 19.

M. S. D. — 23 K.
M. S. G. — 0.

Le 20. Dans la journée d'hier crises lancinantes dans l'abdomen (coliques), constipation depuis deux jours. Le malade a été obligé de se coucher dans l'après-midi.

M. S. D. — 17 K.
M. S. G. — 0.
M. I. D. — 6.
M. I. G. — 8.

Sensation de constriction intermittente dans le membre supérieur et inférieur droit. Depuis son entrée à l'hôpital le malade qui reçoit quelque argent de ses parents l'emploie en achat d'alcool.

Le 22. Le 20 au soir Prad... a été pris de coliques violentes (douleurs lancinantes dans l'abdomen) sans constipation antérieure, ni postérieure, puisque la diarrhée est toujours consécutive. Lassitude générale. Douleurs constrictives dans le côté droit. Même état de la sensibilité.

M. S. D. — 17 K.
M. S. G. — 0.
M. I. D. — 6.
M. I. G. — 7.

Le 25.

M. S. D. — 23 K.
M. S. G. — 0.

Le 30. Douleurs constrictives erratiques dans le bras gauche et le membre inférieur du même côté ; de temps à autre quelques douleurs de même nature dans le bras droit.

31 juillet. Bouffées de chaleur subites à la face avec palpitations qui durent quelques instants simplement.

M. S. D. — 17 K.
M. S. G. — 0.

8 août.

M. S. D. — 22 K.
M. S. G. — 0.

Le 12. Crise de coliques violentes accompagnées de douleurs lancinantes dans le côté droit, que le malade compare au point de côté pleurétique ou à la douleur consécutive à un traumatisme et qui l'oblige à garder le lit, la marche exagérant son acuité.

Le 18. Crises de coliques nouvelles, sans que la première ait complètement disparu.

J'apprends par la sœur de la salle que Prad... vole le vin de ses camarades et va même jusqu'à boire l'eau-de-vie camphrée du service.

Le 21. Après une journée d'accalmie, nouvelle crise douloureuse.

M. S. D. — 10 K.
M. S. G. — 0.

Le 30. Les douleurs intestinales ont disparu depuis plusieurs jours. Prad... est revenu à son état antérieur.

M. S. D. — 20 K.
M. S. G. — 0.

11 septembre. Nouvelle crise de coliques violentes accompagnée d'une sensation de constriction au niveau du cœur ; cinq piqûres de morphine sont nécessaires. Elle dure 12 heures. Lassitude pendant trois jours qui empêche notre sujet de quitter sa salle ; cette dernière crise a été accompagnée de difficulté dans la miction, d'une rétention incomplète d'urines. Cette dernière paraît être due à des douleurs fulgurantes dans la verge.

M. S. D. — 15 K.
M. S. G. — 0.

Le 28. Depuis sa dernière crise Prad... n'a pas eu de nouveaux accidents ; de temps à autre douleurs contusives ou constrictives erratiques se présentant tantôt dans la cuisse, tantôt dans le mollet, tantôt dans les membres supérieurs. Même état de la sensibilité.

M. S. D. — 20 K.
M. S. G. — 0.

A l'occasion d'un vol commis dans la salle, on le croit coupable et on le remet entre les mains de la police qui, depuis longtemps, l'avait sous sa surveillance. Je ne l'ai plus revu depuis.

Observation VIII (personnelle)

The..., Napoléon, âgé de 46 ans, né à Châteaudun (Eure-et-Loir), charretier sur les quais, entre à l'hôpital St-André le 10 février 1888, pour des troubles de la motilité des membres supérieurs; il est placé dans le service de M. le Prof. Pitres, salle 16 couchette n° 2.

Son père encore vivant, âgé de 75 ans, charretier, très violent; aucun accident nerveux. Sa mère morte d'une maladie aiguë. Pas de paralysie antérieure. Quatorze frères ou sœurs ; huit sont encore vivants ; trois sont morts très jeunes, nous ne savons trop de quelle affection, mais certains ont présenté des accidents de scrofule (ganglions suppurés du cou). Les trois autres sont morts en 1870 de blessures contractées pendant la campagne.

Antécédents personnels. — Aucune maladie de l'enfance.

A huit ans, fièvre typhoïde rapidement guérie. Depuis lors santé parfaite. Il a toujours exercé le métier de charretier depuis l'âge de 12 ans. Pas de syphilis. Entorse à 40 ans.

Excès alcooliques nombreux; le verre de vin blanc, le matin, est pris d'une façon régulière, environ deux litres de vin par jour, deux champoreaux. Rhum et cognac de temps à autre, pas d'absinthe. Excès plus fréquents à de courts intervalles (tous les cinq ou six jours en moyenne); pendant son séjour dans son pays natal, étant journalier dans une brasserie, il buvait environ trois litres de bière par jour. Pituites assez fréquentes, rêves professionnels dans lesquels il se dispute avec ses camarades.

Histoire de la maladie. — Il y a dix-huit mois (décembre 1886) il commence à éprouver une sorte de lassitude dans le membre supérieur gauche. « Lorsque je poussais un fardeau, nous dit notre malade, il m'arrivait de lâcher prise subitement, comme sous l'influence d'une crampe, l'épaule surtout refusait pendant quelques secondes tout exercice. » Le bras laissé flasque pendant quelques instants reprenait ensuite ses fonctions. Ces lassitudes se présentaient plus particulièrement le soir. Au début ces crises qui ne se montraient qu'environ deux fois par jour, se multiplièrent à tel point qu'au mois de mars 1887 (trois mois après le début) elles devinrent telles qu'il ne put continuer son travail; à la suite du moindre effort elles reparaissaient et rendaient tout mouvement impossible. C'est à ce moment qu'il rentre pour la première fois à l'hôpital St-André, salle 12, service de M. le Dr Solles où on le traite par les bains de vapeur et l'électricité.

Après un mois de séjour il sort de l'hôpital à peu près complètement rétabli (juin 1887).

Les mouvements de l'épaule gauche sont seuls limités. De temps à autre il éprouve quelques légères douleurs lancinantes dans les membres supérieurs. Du mois de juin au mois de janvier 1888, il voit peu à peu ses forces l'abandonner dans le bras droit. A cette époque, ses deux mains s'œdématient, les mouvements de précision des doigts, l'action de ramasser une épingle, par exemple, deviennent impossibles. A ce même moment il commence à ressentir avec la disparition de l'œdème, l'apparition de faiblesse dans les doigts de la main droite, accompagnée d'une diminution marquée de la force des extenseurs de l'avant-bras droit. Ne pouvant plus travailler il rentre à l'hôpital, salle 16.

L'œdème violacé persiste environ un mois et passe avec une desquamation furfuracée de la face dorsale des mains. Depuis lors les mouvements des doigts ont repris une certaine amplitude que nous allons décrire.

État actuel, le 8 mars 1888. — Thé... est de petite taille, d'une musculature normale; il a le teint violacé, des varices superficielles sur la face, pas d'éruption d'acné. L'état général paraît bon.

Les fonctions digestives s'accomplissent normalement; nous avons à signaler seulement quelques légères pituites intermittentes. Pas de diarrhée, ni de constipation.

La paroi abdominale est manifestement épaissie par un dépôt adipeux marqué dans le tissu cellulaire sous-cutané. Légère dilatation stomacale qui descend à deux travers de doigt au-dessus de l'ombilic; pas de succussion hippocratique. Le foie paraît petit, la rate normale.

Fonctions circulatoires. — Cœur : normal; les artères sont légèrement athéromateuses. Pas de varices des membres inférieurs.

Fonctions respiratoires. — Bien conservées, léger emphysème marginal des sommets.

Organes des sens. — *Œil* : la vision est normale, la réaction de la pupille à la lumière et à l'accommodation aux distances est normale, pas de lésions ophtalmoscopiques. Scotome central pour les couleurs : le violet est pris pour le rouge et le marron également confondu avec le rouge. Champ visuel : normal.

Ouïe. — L'audition est légèrement diminuée des deux côtés, sans bourdonnements.

Goût et odorat. — Bien conservés.

Mémoire. — La mémoire paraît bonne.

Les rêves sont fréquents et surtout professionnels; il rêve toujours aux actions de la journée précédente, plus particulièrement aux disputes entre camarades. Il lui arrive fort souvent de rêver aux chevaux qui lui servent à exercer son métier.

Membres supérieurs. — La peau qui les recouvre présente au niveau de l'avant-bras et de la face dorsale de la main une couleur violacée. L'épiderme de la face dorsale des deux mains est également légèrement ichtyosique, il se desquame en larges surfaces. En outre, notre sujet nous dit avoir eu autrefois des poils beaucoup plus nombreux qu'aujourd'hui sur les mêmes régions; pas d'œdème apparent actuellement, pas d'adipose sous-cutanée.

En outre, notre sujet nous dit que ses bras ont manifestement diminué de volume bien que les masses musculaires aient conservé leurs rapports normaux et que l'atrophie ne porte pas plus particulièrement sur un groupe musculaire; le long supinateur gauche est seul flasque; les deltoïdes cependant sont très peu accusés, pas de varices superficielles.

Les mouvements du membre supérieur droit sont normaux pour les articulations de l'épaule et du coude; l'extension de la main sur l'avant-bras n'a plus lieu par paralysie des extenseurs.

Pour l'épaule gauche tous les mouvements dus au deltoïde sont abolis (abduction forcée, élévation). Ceux du coude sont normaux. Pour le poignet, l'extension, bien que possible, est très limitée; les deux poignets sont continuellement en légère flexion et cette attitude s'exagère encore par tous les mouvements de pression que cherche à exécuter le sujet.

Tous les mouvements des doigts sont possibles même ceux d'opposition vers le pouce. The... peut très bien exécuter tous les actes qui exigent peu de vigueur, ainsi il mange assez facilement son potage et porte très nettement sa cuiller à la bouche, les yeux ouverts ou fermés; il peut également couper sa viande, porter son verre à la bouche. Les yeux fermés les mêmes actes sont accomplis avec la même précision. Tous les objets que l'on place dans ses mains sont nettement appréciés au point de vue de la forme, du poids, de la consistance.

Force au dynamomètre : M. S. D. — 23 K. de pression.
       —   —   M. S. G. — 9.

Réflexe périostique. — Nul.
    —   *musculaire.* — Faible.
    —   *du biceps.* — Presque nul.

L'examen électrique pratiqué par M. le Dr Bergonié a donné les résultats suivants :

1° *Bras droit.* — Le deltoïde, le biceps, le triceps se contractent normalement sous l'influence des courants faradiques et galvaniques. Le long supinateur se contracte normalement sous l'action des courants faradiques, mais sous l'influence des courants galvaniques Ka SZ = An SZ (réaction partielle de dégénérescence). L'extenseur des doigts et du pouce présente une contraction diminuée aux courants faradiques. Les muscles des éminences thénar, hypothénar, les fléchisseurs des doigts, les interosseux répondent normalement à l'excitation faradique et galvanique.

2° *Bras gauche.* — Le long supinateur ne répond ni aux courants faradiques ni aux galvaniques : il est donc atrophié. Les extenseurs des doigts et du pouce ont aussi une contractilité diminuée aux deux courants. Les fléchisseurs ont une contractilité légèrement diminuée.

Les autres muscles ont les mêmes réactions que du côté opposé.

Nerfs. — Le radial gauche et droit présentent une excitabilité très

diminuée aux courants faradiques et galvaniques. Le cubital droit
et le médian gauche répondent normalement.

Sensibilité. — De temps à autre sensation de fourmillements dans
les doigts; rarement, légères douleurs fulgurantes dans les avant-
bras, sensation de pesanteur intermittente dans le bras gauche. La
sensation de position des membres supérieurs et des doigts est fort
bien conservée : notre malade sait toujours bien apprécier la position respective de ses membres et de ses doigts.

Sensibilité à la piqûre. — Hyperesthésie de la face palmaire des

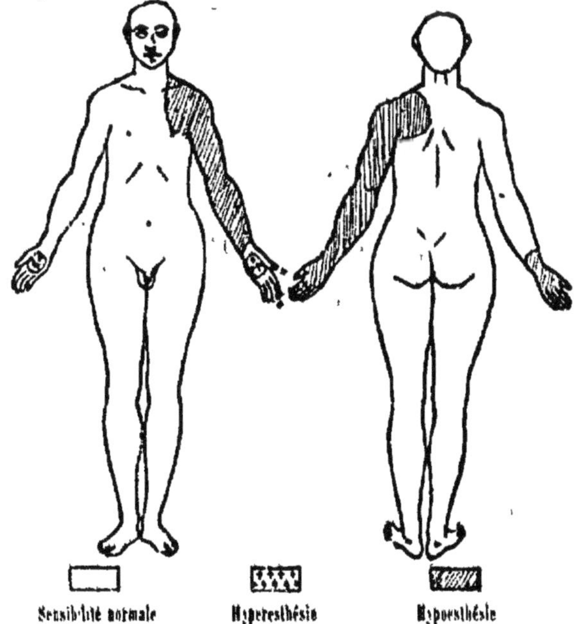

mains et de l'extrémité de l'index, du pouce et du petit doigt (main
gauche, face palmaire). Hypoesthésie de tout le bras gauche, hormis
au niveau des extrémités digitales. (Voir Schéma.)

De même pour la sensibilité thermique : ses variations sont en rapport avec la sensibilité à la piqûre.

La pression des masses musculaires est légèrement douloureuse
au niveau du biceps droit et des muscles de la région externe de
l'avant-bras gauche; la pression des trajets nerveux n'est pas sentie.

Membres inférieurs. — Pas de troubles trophiques, pas de durillons anesthésiques; les masses musculaires sont bien conservées.

La marche est normale. La force musculaire est bien conservée
Les fléchisseurs et extenseurs du pied sur la jambe ont conservé leur
contraction normale.

Réflexe rotulien. — Exagéré.
    —   *musculaire.* — Très fort.
    —   *testiculaire.* — Fort.
    —   *de Rosembach.* — Conservé.
    —   *au chatouillement.* — Fort.
Force au dynamomètre : M. I. D. — 23 K. de pression.
    —   —   M. I. G. — 21.

Sensibilité normale à la température et à la piqûre, pas de fourmillement, ni d'élancements, dans les membres inférieurs; pas de perversion des sensations plantaires, le sol est bien perçu, le malade
peut toujours dire ce sur quoi il marche, plancher, carreau, tapis.

OBSERVATION IX (PERSONNELLE)

Pren..., Louis, âgé de 51 ans, charretier, habitant actuellement
Libourne. Il entre le 22 décembre 1886, salle 16, service de M. le
Prof. Pitres, pour une paralysie des membres supérieurs.

Antécédents héréditaires. — Père mort à l'âge de 75 ans, subitement en allant vaquer à ses occupations. Mère morte à 27 ans ; la
cause de sa mort est ignorée de son fils. Un fils unique.

Quant à Pren... Louis, il a passé son enfance en fort bonne santé,
il a eu une rougeole bénigne à l'âge de huit ans. Depuis lors, il s'est
toujours bien porté. Pendant son service militaire qui a duré sept
ans, il avait l'habitude de prendre assez régulièrement chaque matin
un verre d'alcool. Blennorrhagie. Pas de syphilis.

Rentré chez lui, il exerce le métier de charretier ; il s'est chargé
tout d'abord du transport des différentes céréales. Depuis dix ans il
est spécialement occupé dans des chais. A dater de cette époque, il a
exagéré l'usage de la boisson : il boit environ quatre litres de vin
et du vin de seconde marque (vin d'Espagne), sans compter les
nombreux verres d'alcool qu'il prend à l'occasion. Jamais il n'a eu
de rêves d'aucune sorte, surtout de rêves d'alcooliques.

Vers 1870, il eut tous les quatre ou cinq mois des douleurs dans la
jambe gauche, comparées par le sujet à des coups de lancette, et qui
ne l'ont pas quitté depuis ; la durée de la crise était de plusieurs
heures et se présentait surtout le soir.

Il y a quatre ans, il se fit une plaie au gros doigt du pied gauche
par suite du frottement d'un clou implanté dans son sabot; cette
petite plaie dura un mois ; elle n'était pas encore guérie lorsque
Pren... laissa tomber sur le même orteil une barre de fer de gros
volume. Durant un mois il ne put marcher et perdit successivement
son ongle et des esquilles osseuses. Ayant repris son travail, la plaie

un moment cicatrisée s'ouvre de nouveau et cet inconvénient ne l'a pas empêché de marcher jusqu'à ces derniers temps.

Vers le mois de novembre 1885 après une crise de coliques intestinales très violentes, pendant un jour, nécessitant l'emploi du laudanum et des opiacés pour calmer la douleur, il est purgé faiblement parce que la constipation coïncidait avec les douleurs tormineuses paroxystiques. Pas d'autres douleurs que les crises déjà décrites dans le membre inférieur gauche. Pas de fourmillements, ni d'engourdissement dans les mains.

Après huit jours de repos, il reprend son travail, mais il remarque bientôt que deux doigts de sa main droite (le médius et l'annulaire) peuvent bien se fléchir dans la paume de la main, mais que l'extension est absolument impossible. En outre la main tout entière perd de sa vigueur, pendant deux mois et demi environ; il a remarqué aussi que les mouvements de flexion étaient beaucoup plus faciles que ceux d'extension; puis quand notre sujet voulait exécuter quelques mouvements de précision, tel que celui d'écrire ou de couper un morceau de pain de la main droite, il était gêné dans ses mouvements par un tremblement notable et il remarquait que son écriture était illisible, et dans le second cas le tremblement du membre était tel qu'il était obligé de se servir presque exclusivement de la main du côté opposé.

Au moment où débutaient ces troubles moteurs dans le membre droit; du côté gauche Pren... remarquait que le médius ne pouvait être étendu complètement sous l'influence de la volonté, mais la force musculaire étant conservée à l'inverse de ce qui se passait du côté opposé. Cet état n'a duré que trois semaines environ. Pendant tout ce temps son travail n'a pas été interrompu.

Deux mois et demi après le début, Pren... a repris l'usage de tous ses mouvements.

Un an s'était écoulé et pendant cette année, santé excellente; la force était bien revenue. Il n'avait que les crises, tous les trois ou quatre mois, dans le membre inférieur gauche et des sensations de lourdeur dans les épaules, lorsque le 12 octobre 1886 apparaissent de nouveaux troubles intestinaux, une nouvelle crise de coliques sèches, sans excès alcooliques antérieurs, moins douloureuse que les premières et suivie de l'administration d'un purgatif.

Deux jours après, il éprouve une sensation de pesanteur dans les épaules et peu à peu Pren... voit la lourdeur des épaules être suivie d'une certaine difficulté dans l'accomplissement des différents mouvements du membre et au bout de quinze jour la flaccidité complète avait remplacé la gêne musculaire des premiers jours. Dans les débuts les mouvements qu'il pouvait exécuter, les mains fortement fléchies, étaient encore possibles, tel que celui de tenir une cuiller, mais bientôt ils ont été abolis.

Au même moment apparaissaient du côté des membres inférieurs les symptômes suivants: Quand Pren... s'asseyait, il ne pouvait se relever sans l'aide d'une main étrangère qui l'aidait à se remettre dans la station verticale. Dans la marche, la progression amenait une fatigue telle qu'au bout de quelques pas il était obligé de s'asseoir.

Voyant que la station verticale lui devenait impossible, il a pris la résolution de rester couché. De plus des vertiges qui se représentaient toutes les fois que notre sujet était debout, l'obligèrent à renoncer à changer de position, jusqu'au moment où il se décida à rentrer à l'hôpital de Libourne où il est resté pendant un mois.

A la fin de son séjour, il était arrivé à pouvoir se lever, marcher pendant quelques instants, mais il éprouvait toujours une certaine difficulté pour se remettre debout lorsqu'il lui arrivait de s'asseoir sur une chaise. Les membres supérieurs étaient restés à peu près inertes.

Transporté à l'hôpital St-André le 22 décembre, il est placé salle 16, lit n° 38, où nous le trouvons aujourd'hui.

État actuel. -- 3 janvier 1887. Pren... est de haute taille, il paraît assez âgé, mais la couleur de ses cheveux, celle de sa barbe marquent à peu près l'âge qu'il possède actuellement. Il a un teint jaune cachectique surtout prononcé sur la face ; intelligence bien conservée, pas de rêves habituels.

Organes circulatoires. — Le cœur est sain, aucun bruit anormal, pas de cercle sénile. Les artères ne paraissent pas athéromateuses. Varices superficielles des membres inférieurs.

Organes respiratoires. — Normaux.

Organes digestifs. — Normaux également ; les selles sont régulières et journalières. Les dents sont saines, les gencives pas enflammées, aucune trace de liséré saturnin. Nous ne trouvons du reste dans son histoire aucun motif de contact avec le plomb.

Foie. — Volume peut-être un peu diminué.

Rate. — Normale.

Reins. — Les urines sont rouges ; nombreux sédiments uratiques.

Vessie. — Les fonctions vésicales s'accomplissent normalement. Les érections sont conservées.

Organes des sens. — Tous les mouvements des globes oculaires sont possibles ; la pupille réagit à la lumière, mais surtout très sensiblement à l'accommodation.

Examen de l'œil. Les réactions à la piqûre et aux grandes inspirations sont nulles. Névro-rétino-choroïdite droite avec léger trouble des milieux de l'œil droit. Champ visuel rétréci : pas de dyschromatopsie.

Odorat. — Normal.

Goût. — Normal des deux côtés.

Membres supérieurs. — Les membres supérieurs sont étendus le long du plan latéral du thorax, les avant-bras en pronation forcée, les doigts à demi fléchis dans la paume de la main.

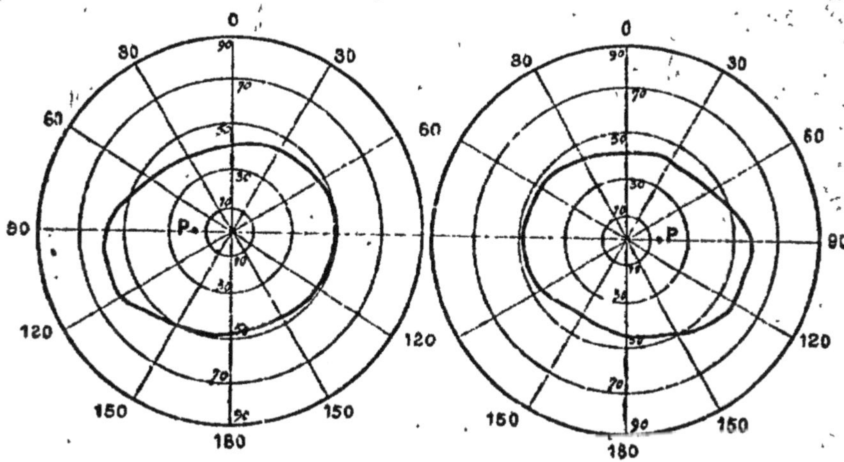

Avant les accidents de paralysie, il n'aurait jamais eu de tremblement dans les membres, aucune douleur spontanée, aucune sensation anormale; sensation de position des membres bien conservée.

Ses membres supérieurs auraient beaucoup maigri, si nous en
croyons notre sujet et cet amaigrissement serait surtout marqué sur
le thorax; l'atrophie est du reste manifeste : les muscles du bras,
de l'avant-bras et surtout de l'épaule sont flasques et laissent voir
les saillies osseuses de cette région. La peau est flasque, pourvue
d'une adipose sous-cutanée plus considérable que la normale. Sur la
face dorsale des mains existe au niveau du carpe une tumeur
dorsale du poignet ayant tous les caractères de celles décrites par
Gubler; nous remarquons aussi de l'œdème de la face dorsale des
mains avec teinte violacée des téguments à ce niveau.

Pas d'autres troubles trophiques apparents, ni de la peau, ni des
poils, ni des ongles. Pas de varices superficielles.

Pas de raideur articulaire, ni de contracture.

Motilité. — Membre supérieur gauche.

Pren... ne peut exécuter que quelques mouvements d'ensemble
du membre supérieur, mais ces mouvements sont dus simplement à
l'action des muscles élévateurs de l'épaule. Quant aux mouvements
exécutés par l'avant-bras, ils sont très limités.

Le mouvement de pronation et de supination se fait seul, assez
facilement. De temps à autre un léger mouvement de flexion de l'a-
vant-bras sur le bras peut se produire par l'intermédiaire du biceps
et du long supinateur dont la contraction est très faible. Lorsqu'on
prie le sujet de serrer entre les doigts de sa main gauche, un objet
quelconque, le mouvement de flexion de la main sur l'avant-bras

est exagéré et la force de pression que peuvent développer les fléchisseurs est à peine appréciable.

30 décembre. M. S. G. — 3 K. de pression.
2 janvier.   M. S. G. — 3.
Le 3.   M. S. G. — 9.

L'extension des doigts sur la main est absolument impossible. L'index seul peut faire entrer les articulations phalangiennes en extension, mais elle n'a pas lieu pour l'articulation métacarpo-phalangienne.

Sensibilité. — Aucune douleur spontanée, aucune sensation anormale; à la pression les muscles sont douloureux, mais on réveille une douleur, surtout vive au niveau du pli du coude, en comprimant le médian.

Sensation de position des membres : bien conservée.

Sensibilité à la piqûre et au contact : normale.

Sensibilité à la température : bien conservée.

Pas d'erreur de lieu.

Sensibilité au contact, bien nette : quand on met entre les doigts de notre malade un objet quelconque, un porte-plume, un cornet de papier, ces objets sont fort bien reconnus.

Pas de fourmillements palmaires, même la nuit.

Réflexe périostique. — Aboli.
— musculaire. — A peu près normal.

Membre supérieur droit. — Motilité : Les mouvements du bras sur le thorax sont possibles par l'action des muscles de l'épaule. Ceux de l'avant-bras sur le bras sont limités à des mouvements de flexion exécutés très lentement par la contraction du biceps et du long supinateur qui se dessine sous la peau ; ce dernier ne développe cependant pas plus de résistance que ses congénères. En outre si l'on cherche à vaincre la résistance de la contraction musculaire on voit que la force développée par le muscle qui entre en contraction est très faible, mais beaucoup plus appréciable que du côté opposé.

Les mouvements exécutés par l'avant-bras sont les suivants : Flexion limitée des doigts dans la paume de la main et lorsqu'on cherche à obtenir un degré de pression quelconque le poignet se fléchit fortement sur l'avant-bras, exagérant ainsi, la situation qu'affecte au repos, la main dans ses rapports avec l'avant-bras. L'extension des doigts est très limitée; ils restent toujours dans la demi-flexion.

Sensibilité. — Au contact, à la piqûre, au chaud, au froid ; très bien conservée; perception et localisation des sensations normales.

Force au dynamomètre.

30 décembre. M. S. D. — 3 K. à la pression.
2 janvier.   M. S. D. — 3.
Le 3   M. S. D. — 8.

Réflexe périostique. — Aboli.
— musculaire. — Assez bon.

B.   6

Contraction idiopathique du biceps très marquée.

L'examen électrique pratiqué par M. le Dr Bergonié a donné les résultats suivants :

Courants faradiques. — Excitabilité très diminuée dans tous les muscles des membres supérieurs. Diminution plus marquée à droite qu'à gauche. Les muscles examinés par ordre d'excitabilité croissante, sont :

> Deltoïde : n'est pas excitable à droite.
> Biceps : contraction minima, écartement = 4ᶜ.
> Extenseurs des doigts : — — 5ᶜ.
> Fléchisseurs des doigts : — — 5ᶜ.
> Triceps : — — 7ᶜ,5
> Long supinateur : — — 10ᶜ.

Courants galvaniques. — La réaction de dégénérescence existe pour un grand nombre de muscles. Elle est très nette en particulier pour les muscles : deltoïde, biceps, extenseurs des doigts, fléchisseurs des doigts.

Les secousses sont lentes, paresseuses, le temps perdu du muscle paraît être considérable. Tous ces phénomènes sont plus marqués à droite qu'à gauche. Exemple :

Biceps droit : Ka Sz = 14 mma An Sz = 9 mma.
— gauche : Ka Sz = 11 mma An Sz = 8 mma.

Ces phénomènes s'accentuent de jour en jour jusque vers la fin de janvier 1887. A ce moment l'excitabilité aux faradiques passe par un minimum et la réaction de dégénérescence est très accentuée.

A partir du commencement de février l'excitabilité se relève un peu et progressivement restant toujours très diminuée jusqu'à aujourd'hui.

Juin 1887. La réaction de dégénérescence présente une netteté moindre et arrive à n'être que partielle (Ka Sz = An Sz) vers le milieu du mois de mars.

A partir de cette époque il y a des alternatives pendant lesquelles la réaction de dégénérescence, est tantôt très nette, tantôt difficile à constater au moins pour les muscles du bras.

Le 7. L'excitabilité des muscles est toujours très diminuée, surtout celle des extenseurs des doigts ; les secousses sont lentes, la réaction de dégénérescence est partielle pour les muscles deltoïde, biceps, extenseur des doigts, à droite.

Membres inférieurs. — Conformation extérieure normale. Pas de troubles trophiques manifestes. Quelques varices superficielles surtout à la jambe gauche. Le gros orteil du pied gauche est visiblement déformé, ainsi que l'ongle de ce doigt qui est manifestement distrophié. On trouve également à la région plantaire un orifice fistuleux au-dessous des articulations métatarso-phalangiennes, mais ce sont là les traces du traumatisme dont nous a parlé le malade.

Motilité. — La marche est revenue à la normale ; les pas sont égaux, bien cadencés, quoiqu'il traîne le talon sur le sol ; dans le décubitus l'attitude des pieds est bien conservée; il n'y a pas de déformation de la pointe du pied ni de déjettement en bas des doigts.

Tous les mouvements sont possibles et l'extension volontaire de la jambe ne peut être vaincue par les mouvements que l'on cherche à imprimer au membre, pas plus que la flexion du pied sur la jambe.

Force au dynamomètre : M. I. D. — 10 K. de pression.
       —   —   M. I. G. — 10.

Sensibilité. — A la piqûre, au contact, à la température : normale. Pas de fourmillements plantaires.

Réflexe rotulien. — Nul.
    —   *testiculaire.* — Aboli.
    —   *au chatouillement.* — Normal.
    —   *de Rosembach* — Très faible.

Tronc. — Les mouvements du cou se font tous normalement, mais la flexion du thorax sur l'abdomen ne peut se faire volontairement et notre malade, placé dans la position horizontale, ne peut imprimer à la cage thoracique, ni des mouvements de flexion (paralysie des grands droits de l'abdomen), ni de latéralité. C'est ainsi qu'il ne peut arriver à s'asseoir, et placé dans la position assise, lorsqu'on le prie de se pencher sur un côté, le tronc en masse suit le mouvement et la fesse du côté opposé quitte le plan du lit.

Les muscles du tronc ne sont pas atrophiés.

Pas de déviation de la colonne vertébrale qui n'est sensible ni spontanément, ni au contact, ni à la percussion. Sensibilité normale.

11 janvier. M. S. D. — 4 K.
               M. S. G. — 0.

Le 12. Depuis dix heures du matin le malade se plaint de douleurs fulgurantes dans la fesse gauche, accompagnées de frissonnements semblables à ceux dus aux frissons de la fièvre intermittente.

Démangeaisons dans les deux bras.

Le 13. Les douleurs des membres supérieurs ont disparu, mais les douleurs fulgurantes de la fesse ont empêché le malade de prendre du repos toute la nuit.

Elles sont très vives et nécessitent l'emploi des opiacés.
           M. S. D. — 2 K.
           M. S. G. — 2.

Le 15. Les douleurs fulgurantes de la fesse gauche tendent à s'éloigner de plus en plus. Toutes les deux heures, douleurs lancinantes et non fulgurantes dans le même point que précédemment. Le membre appuyé sur le lit donne :
           M. S. D. — 7 K.
           M. S. G. — 5.

Le membre soulevé pendant la pression du dynamomètre donne
           M. S. D. — 2 K.
           M. S. G. — 2.

Le 21. Les douleurs fulgurantes n'ont pas reparu.

M. S. D. — 4 K.

M. S. G. — 4 (les avant-bras sans appui).

1er février. Pas de douleurs fulgurantes. Les membres supérieurs exécutent mieux certains mouvements. Dans le droit, par exemple, nous remarquons que l'avant-bras se fléchit sur le bras, et qu'à l'aide des muscles de l'épaule, la main peut être portée jusqu'à la hauteur de la bouche. Les doigts exécutent un léger mouvement d'extension ; cependant l'état des extenseurs paraît le même. Les mouvements de pronation sont impossibles.

Pour le membre supérieur gauche, l'avant-bras ne peut arriver à se fléchir sur le bras ; il ne peut former qu'un angle droit avec la première partie du membre. Il n'est pas porté jusqu'à la hauteur de la face. Même état de la main.

Les bras laissés sans appui donnent au dynamomètre :

M. S. D. — 3 K.

M. S. G. — 3.

M. I. D. — 11.

M. I. G. — 12.

Le 11. — Aucun nouveau phénomène. Les mouvements exécutés par les membres supérieurs sont un peu plus étendus. Œdème de la face dorsale des mains persiste.

Force au dynamomètre : M. S. D. — 5 K.

—   —   M. S. G. — 4.

—   —   M. I. D. — 13.

—   —   M. I. G. — 15.

Le 17. Pas de douleurs dans les membres supérieurs, ni dans les inférieurs.

Dans les mouvements de latéralité volontaire le bras droit arrive à former un angle droit avec le tronc. Le gauche n'exécute pas un mouvement aussi étendu. Dans les divers déplacements de l'épaule, les muscles du moignon de cette articulation se contractent manifestement.

L'œdème et l'aspect violacé de la face dorsale des mains persiste encore. Hypoesthésie de la tumeur dorsale droite du poignet.

Force au dynamomètre : M. S. D. — 4 K. de pression.

—   —   M. S. G. — 5.

—   —   M. I. D. — 14.

—   —   M. I. G. — 16.

Le 28. Quelques picotements dans la cuisse et dans la fesse gauches, revenant surtout le soir ; ils reparaissent de temps à autre à des intervalles de huit ou dix jours et durent fort peu.

Le soir, dans les épaules, Pren... éprouve une sensation de pesanteur et de lourdeur : « il me semble, dit le malade, qu'on m'a donné des coups de bâton ». Après quelques mouvements cette sensation disparaît.

L'œdème violacé des mains persiste ; elles sont toujours chaudes, tandis que le malade éprouve presque continuellement une sensation de froid dans les doigts.

Les mouvements du membre supérieur droit sont un peu plus étendus que précédemment : Il peut porter sa main sur le sommet de la tête, mais c'est toujours avec l'aide des muscles de l'épaule. Le bras peut aujourd'hui arriver à former un angle droit avec le tronc ; le deltoïde paraît toujours atteint. Ceux du membre supérieur gauche sont plus limités : la main ne peut dépasser la hauteur de la face, les mouvements de latéralité du bras sont également plus limités.

Il ne peut se servir encore de ses mains à cause de la paralysie des extenseurs qui persiste.

Force au dynamomètre : M. S. D. — 6 K. de pression.
    —   —   M. S. G. — 6.
    —   —   M. I. D. — 16.
    —   —   M. I. G. — 18.

19 mars. Même état des membres supérieurs. La paralysie des muscles extenseurs persiste ; cependant la main gauche devient plus habile, l'pren... arrive à pouvoir s'en servir pour manger le potage.

Sensation de lourdeur des épaules, pas de fourmillements.

L'œdème de la face dorsale des mains persiste.

Force au dynamomètre : M. S. D. — 5 K. de pression.
    —   —   M. S. G. — 6.
    —   —   M. I. D. — 20.
    —   —   M. I. G — 17.

Le sujet nous montre aujourd'hui au niveau de l'articulation métatarso-phalangienne du troisième orteil un mal perforant avec tous les caractères de cette affection : rebord épidermique induré, décolé sur les bords, dénudation des os et même des surfaces articulaires correspondant à l'orifice cutané, écoulement de pus ichoreux, pas de tendance à la cicatrisation. Ce mal déve'oppé il y a quatre ans s'est réouvert à l'hôpital.

20 avril. Légère amélioration des membres supérieurs ; le poignet est en demi-flexion. Les mouvements des doigts sont par suite rendus plus faciles. De temps à autre douleurs lancinantes dans la région fessière gauche.

Force au dynamomètre : M. S. D. — 6 K. de pression.
    —   —   M. S. G. — 6.
    —   —   M. I. D. — 21.
    —   —   M. I. G. — 20.

12 mai 1887. Même état des membres supérieurs dans les efforts de pression, le poignet entre en flexion forcée vers l'avant-bras. La paralysie des extenseurs persiste.

Force au dynamomètre : M. S. D. — 7 K. de pression.
    —   —   M. S. G. — 6.
    —   —   M. I. D. — 22.
    —   —   M. I. G. — 21.

Le mal perforant situé au niveau de l'articulation métatarso-pha-langienne du troisième orteil, persiste avec les mêmes caractères que précédemment. Le malade se sentant mieux et ne pouvant plus payer les frais de l'hôpital, sort le 18 mai 1887.

Diagnostic différentiel. — Dans le cas présent à quoi peut-on songer :

1° A une paralysie d'origine cérébrale? Cela est impossible à cause de la symétrie même des lésions. De plus il n'y a pas actuellement de signes de dégénérescence médullaire secondaire et la face est aussi complètement épargnée.

2° Cela pourrait-il être une affection spinale? Non, car il faudrait admettre que les cornes antérieures et le cordon latéral ne seraient pas pris; une paralysie semblable n'existe pas; or, il n'y a ni contracture ni atrophie musculaire.

3° C'est donc une lésion périphérique. Nous devons éliminer toutes les intoxications saturnine, mercurielle, arsenicale. Il ne faut songer qu'à l'intoxication alcoolique à cause des caractères mêmes de la paralysie et de l'absence des autres intoxications que je viens de signaler.

OBSERVATION X (PERSONNELLE)

Guil..., Jean, âgé de 27 ans, marin, entré le 18 mai 1887 dans le service de M. le Prof. Pitres, pour une paralysie des extenseurs des avant-bras. Il avait séjourné antérieurement pendant cinq mois, salle n° 15, pour la même affection.

Son père est mort à l'âge de 52 ans des suites d'une affection aiguë, sans avoir jamais présenté d'accidents nerveux, bien qu'il fût d'un caractère très irascible. Sa mère est bien portante, d'un tempérament très calme, elle est également chétive. Six frères ou sœurs : actuellement il n'en connaît que trois, qui sont très bien portants. Il ne sait ce que sont devenus les autres.

Guil... a eu dans son enfance des croûtes dans les cheveux; pas d'otorrhée, pas d'adénites. De temps à autre éruptions, surtout localisés sur le cou et étant probablement des boutons d'acné.

Depuis l'âge de 11 ans, il exerce le métier de marin et a surtout voyagé dans les pays chauds (mers du Sud, Chili, Pérou, Sénégal) où il a contracté les fièvres intermittentes (1880).

Pas d'alcoolisme jusqu'à cette époque, notre sujet nous dit en effet que pendant ses longs voyages souvent d'une durée de 100 jours, il n'avait que sa ration de vin et que par conséquent il ne pouvait faire d'excès alcooliques. Pas de syphilis : ni alopécie, ni roséole, ni plaques muqueuses, ni douleurs ostéoscopes.

A son retour du Sénégal étant à bord d'un bateau de commerce, il peint son navire avec du minium; il n'en éprouve aucun accident (avril 1886). A ce moment il s'embarque à bord d'un bateau de plaisance; il fait alors de nombreux excès alcooliques : rhum, six verres, bitter (2), vermouth (2), vin (2 litres). Il mène cette existence pendant quatre mois; il était surtout occupé à ce moment du nettoyage du bateau, ayant chaque jour à blanchir de nombreux objets en cuivre, mais il n'a touché de la peinture qu'à son retour du Sénégal.

Au moins de juin, étant à bord du bateau de plaisance sur lequel il naviguait, il éprouve des coliques sèches très douloureuses, qui lui ont duré dix jours environ; elles étaient fort violentes et ont été calmées par la morphine, l'huile de ricin et l'eau-de-vie allemande.

Il reprend son travail au bout de 17 jours et recommence à prendre ses occupations antérieures et ses mêmes excès. Après s'être exposé au froid, dix jours environ à dater de sa sortie de l'hôpital, les coliques reparaissent de nouveau avec les mêmes caractères, mais elles ne durent que quatre jours.

Cependant à partir de ce moment, il perd l'appétit et sent une lassitude générale avec diminution des forces, mais cependant pas de symptômes de paralysies localisées. Il vient alors à Bordeaux (août 1886) où il reste deux mois sans occupation bien active. Au mois d'octobre de la même année, sentant encore la lassitude dont nous avons parlé, il va à Arcachon, chercher un bateau de plaisance : à son arrivée au port nouvelle crise de coliques sèches, qui lui dure six jours; il est traité par l'eau-de-vie allemande. Il était à peine guéri de cet accident que Guil..., un soir en cherchant à retirer son paquet de tabac de la poche de son veston voit que sa main ne peut s'introduire directement dans sa poche. Pendant 15 jours les symptômes de parésie augmentent journellement : à ce moment les deux membres supérieurs sont devenus complètement flasques; les mouvements de l'épaule, du coude, et du poignet étaient absolument impossibles; les membres étaient inertes le long du plan latéral du tronc. Il nous dit même que la sensation de position des membres était perdue.

Notre sujet nous dit aussi, qu'il y a eu de l'œdème de la face dorsale du poignet, mais pas de fourmillements, ni douleurs lancinantes, ni dans les bras, ni dans les jambes.

Il rentre à la salle n° 15 : le lendemain de son entrée, il a une crise de coliques sèches qui lui dure huit jours.

Il ne peut aller à la selle qu'après de nombreux purgatifs réitérés.

A la suite de ces coliques la paraplégie cervicale a augmenté au point que Guil... nous dit que les mouvements du moignon de l'épaule lui-même, étaient impossibles; les membres supérieurs étaient totalement paralysés. Soumis au massage pendant deux mois, il voit les mouvements reparaître d'abord dans l'épaule, puis le coude, mais la paralysie des extenseurs des doigts a persisté.

Soumis à un traitement électrique dans la salle, il reste dans l'état stationnaire; il est alors envoyé à M. le Dr Bergonié (avril 1887) qui institue un traitement méthodique. Depuis lors l'amélioration des premiers jours s'est accentuée jusqu'à aujourd'hui.

État actuel, le 9 juin 1887. — Guil... est d'une musculature très robuste, d'une taille moyenne, le teint légèrement ictérique.

Ses fonctions digestives s'accomplissent actuellement normalement. Appétit bon, fonctions intestinales normales.

Le foie paraît normal. La rate est légèrement augmentée de volume.

Les dents sont sensiblement déchaussées à leur base, mais pas de liséré de Burton. Pas de stomatite bien appréciable.

Poumons. — Normaux.

Organes circulatoires. — Le cœur paraît sain, aucune lésion appréciable, ni du côté des veines ni du côté des artères.

Organes des sens. — Œil : la vision est normale ; les pupilles sont également dilatées, la réaction à la lumière est très faible, si elle existe ; la réaction à l'accommodation aux distances est normale. Le champ visuel est régulier et n'est pas rétréci. Pas de scotome central, pas de dyschromatopsie.

Ouïe. — Bonne.

Le *goût* et l'*odorat* paraissent bien conservés.

Vessie. — Fonctions normales, ni incontinence ni rétention d'urine.

Membres supérieurs. — Ils ont conservé leur apparence normale : pas de troubles trophiques appréciables. Sur le poignet nous trouvons la déformation connue sous le nom de tumeur dorsale de Gubler.

Quand on prie notre malade de mettre ses membres supérieurs dans l'extension, le bras et l'avant-bras affectent facilement cette situation. Les poignets au contraire et les doigts restent en légère flexion vers la face palmaire (paralysie des extenseurs). En outre le poignet gauche est manifestement déjeté vers le bord cubital.

Si on prie Guil... d'exécuter le mouvement d'extension du poignet sur l'avant-bras, il peut y arriver d'une façon incomplète, mais ce mouvement ne peut se faire qu'avec la flexion des doigts vers la paume de la main.

Dans tous les mouvements qui exigent un développement de force musculaire assez considérable, la pression du dynamomètre, par exemple, la main se met en flexion forcée sur l'avant-bras, les extenseurs refusent toute action.

Tous les mouvements de l'articulation de l'épaule sont possibles, ainsi que ceux du coude : dans les mouvements de cette dernière articulation, quand, dans la flexion volontaire on cherche à étendre l'avant-bras sur le bras, on arrive à vaincre assez facilement les efforts volontaires de notre malade. On constate en outre que le long supinateur ne présente pas une force de contraction plus grande que les autres muscles de l'avant-bras.

Actuellement la flexion et l'extension des doigts est à peu près normale.

Force au dynamomètre : M. S. D. — 14 K. de pression
 —   —   M. S. G. — 18.

Sensibilité. — La sensation de position des membres et des doigts est bien conservée. La notion de poids et de forme des objets est normale.

Dans l'action de porter le potage à la bouche, actuellement Guil... peut tenir à peu près normalement sa cuiller des deux mains.

Sensibilité à la piqûre. — Normale sur toute l'étendue des membres supérieurs ; hyperesthésie légère de la paume des mains et de la face dorsale de la phalangette de tous les doigts des deux mains.

L'examen électrique pratiqué par M. le Dr Bergonié a donné les résultats suivants :

Courants faradiques : Membre supérieur droit : Excitabilité très diminuée des muscles du bras. A l'avant-bras, le groupe des cubitaux donne de bonnes contractions. L'excitabilité des fléchisseurs est très diminuée, celle des radiaux encore davantage ; le long supinateur et les extenseurs ne donnent aucune contraction avec des courants moyens et forts.

Les interosseux se contractent ainsi que l'abducteur du pouce, les muscles des éminences thénar et hypothénar également. Les nerfs cubital, médian paraissent normalement excitables, le nerf radial est au contraire très peu excitable.

Courants galvaniques. — Biceps, excitation minima = 16 mma An Fs = Ka Fs (réaction particlle de dégénérescence). Cubitaux : pas de dégénérescence. Long supinateur : réaction complète de dégénérescence. Excitation minima au positif : I = 12 mma. Au négatif I = 15 mma.

Il en est de même pour les extenseurs. Mêmes résultats pour le membre supérieur gauche.

Membres inférieurs. — Ils ont leur conformation habituelle. La marche est régulière, bien assurée, les yeux ouverts ou fermés.

Les fléchisseurs et extenseurs du pied, résistent également à la violence développée en sens inverses de leur action.

Force au dynamomètre : M. I. D. — 25 K. de pression.
    —   —   M. I. G. — 26.

Réflexe rotulien. — Normal.
   — *musculaire.* — Égal des deux côtés.
   — *au chatouillement.* — Conservé.
   — *testiculaire.* — Faible à droite
   — *de Rosembach.* — Normal.

Sensibilité. — La notion de position des membres paraît légèrement altérée, Guil... ne va jamais directement à la recherche de son talon.

Sensibilité à la piqûre. — Normale ; hyperesthésie de la face plantaire et du tiers inférieur de la région dorsale du pied et de la face dorsale des gros orteils.

Traitement. — Bains sulfureux. Électricité, massage.

2 juillet. Depuis son entrée à la salle 16, Guil.. qui suit un traitement électrothérapique continu, prend de jour en jour des forces. La paralysie des extenseurs disparaît, bien que dans tous les mouve-

ments qui exigent un déploiement de force musculaire assez prononcé le poignet se mette en flexion. Sous l'influence de la volonté, mais seulement en exécutant la flexion des doigts, Guil... peut exécuter le mouvement d'extension du poignet sur l'avant-bras.

10 août. Amélioration de plus en plus accentuée. Le malade nous quitte (fin septembre) à peu près complètement rétabli.

Mois d'octobre. Guil... que j'ai rencontré en ville, m'a déclaré être complètement guéri.

CHAPITRE IV

Parésie alcoolique des membres inférieurs.

Je n'ai pas eu l'heureuse fortune d'en constater, mais dans les nombreuses observations qu'on a publiées et dans lesquelles les troubles moteurs des membres inférieurs, liés à l'intoxication alcoolique ont été notés, nous trouvons un certain nombre d'exemples de ces parésies.

Dans la *Gazette hebdomadaire de médecine et de chirurgie* de 1881, M. Lancereaux cite deux cas d'intoxication alcoolique par les voies respiratoires, cas dans lesquels il a constaté un léger degré de paralysie des extenseurs des membres inférieurs (obs. XI).

Gaucher (Thèse de Paris, 1882), rapporte une observation d'absinthisme chronique; la malade a une « certaine difficulté à marcher, elle est obligée de se tenir à la rampe pour monter son escalier, elle se fatigue vite, et le gros orteil, légèrement fléchi, ne peut être ramené sur le même plan que les autres » (obs. XII).

De même Glynn, dans le *The Liverpool med. chir. Journal*, July 1883, nous parle d'une dame qui, à la suite d'excès alcooliques nombreux et après avoir eu les symptômes de l'alcoolisme chronique, eut « une grande faiblesse musculaire dans les membres inférieurs ; les pieds ne pouvaient être relevés quand les jambes étaient étendues, mais la flexion de la jambe était possible » (obs. XIII.)

Casanova (Thèse de Paris, 1885), cite le cas d'une buveuse de bitter et de vulnéraire, chez laquelle il remarque une « diminution notable de la force musculaire ; la malade a beaucoup de peine à monter dans la salle », et plus tard « les pieds sont dans une extension forcée sur la jambe » (obs. XIV).

Dans la deuxième série d'observations que nous rapportons à la suite de ces premières, nous constatons que cette parésie peut atteindre indistinctement tous les muscles des membres inférieurs sans qu'il y ait prédominance des troubles moteurs dans un groupe musculaire spécial.

Ainsi dans les *Archives générale de médecine* (janvier 1867), Leudet raconte l'histoire d'un nommé Vauq..., Pierre, qui après avoir eu divers symptômes de l'intoxication alcoolique, ressent une faiblesse des deux jambes qui le gêne pour faire une course un peu longue, et il ajoute qu'il n'a remarqué aucune paralysie localisée. Il dit aussi plus loin que l'affaiblissement des deux jambes a augmenté et que Vauq... marche difficilement mais sans appui. Plus loin, « V... se lève néanmoins seul ; il parvient à se tenir sur les jambes, mais sa marche se compose d'une foule de secousses et de mouvements irréguliers de tout le corps » (obs. XV).

Samuel Wilks dans la *Lancet* de 1872 rapporte, entre autres observations de paraplégies alcooliques, l'histoire d'une dame qui « avait une faiblesse considérable des membres inférieurs », et celle d'un négociant et de sa femme, qui, après s'être adonnés à des habitudes d'intempérance, avaient une « paraplégie presque complète » (obs. XVI et XVII).

En 1876, dans le *British med. journ.*, il observe une femme, qui, après avoir eu un certain engourdissement des jambes, a « une impuissance presque complète à se tenir » (obs. XVIII).

Dans le *The Liverpool med. chir. journal*, July 1883), Glynn fait allusion à une alcoolique, qui avait une incapacité de marcher depuis une semaine, et quelques jours après « elle pouvait marcher autour de son lit, mais en traînant les pieds sur le sol » (obs. XIX).

En second lieu il cite le cas d'une lady, alcoolique avérée, qui avait vu « ses jambes, faiblir sous elle, bien que le pouvoir musculaire ne fût pas perdu, lorsque la malade était au lit ».

Fischer, dans les *Arch. f. Psychiatric u. nerven Krangungen*, 1882, nous montre un alcoolique dont la marche est analogue à celle des ataxiques, mais, « couché, on constate qu'aucun muscle n'est réellement paralysé; les mouvements sont faibles et un peu incertains » (obs. XXI).

— 93 —

D'autres fois enfin, comme dans le cas de Gorton, *Boston médical journal*, 1877, on remarque « une faiblesse croissante des membres inférieurs. La marche est difficile, mais le malade peut se tenir debout, même les yeux fermés » (obs. XXIII).

D'après ces divers exemples ne voyons-nous pas, qu'il peut y avoir deux formes de la parésie alcoolique des membres inférieurs, l'une qui se rapprocherait de la paralysie complète, par la prédominance des troubles moteurs sur les extenseurs, la seconde qui n'épargnerait aucun groupe musculaire et qui serait caractérisée par une faiblesse de tous les muscles de cette région, mais en général ce ne serait là que le premier degré de la paraplégie complète, s'en rapprochant du reste par les divers symptômes des paralysies alcooliques que j'ai rappelés au début, dans le second chapitre, et sur lesquels je n'ai pas à insister.

OBSERVATION XI

LANCEREAUX. De la paralysie alcoolique. *Gaz. hebd. de méd. et chirurg.*, 1881, p. 167.

Intoxication par les voies respiratoires. — En 1867 j'étais appelé en consultation à Bois-Colombes pour une femme d'environ 35 ans, assez chargée d'embonpoint, qui était atteinte depuis quelques jours, d'une pleurésie avec épanchement modéré.

En même temps cette malade présentait une hyperalgésie excessive des extrémités inférieures, de l'œdème du dos des pieds et un *léger degré de paralysie des extenseurs des membres.*

À ces phénomènes s'ajoutaient des sensations subjectives de fourmillements, de picotements, de brûlure, de crampes dans les mollets, de l'insomnie, des cauchemars la nuit, en un mot tous les phénomènes de l'intoxication chronique par l'alcool.

Après avoir examiné cette malade, que je voyais pour la première fois, je déclarai à mes honorables confrères, qu'il s'agissait d'une intoxication alcoolique; tous deux s'accordèrent à répondre, que la malade leur avait toujours paru avoir des habitudes de tempérance.

Instruit du secret que gardent les femmes au sujet de leurs habitudes et de la hardiesse avec laquelle elles nous opposent des dénégations formelles, même dans le cas où le doute est le moins possible, j'interrogeai le mari, qui me certifia ne s'être jamais aperçu de rien.

Je n'en affirmai pas moins mon diagnostic, lorsque le Dr Schuster, qui était depuis longtemps le médecin de la malade à Paris, me donna l'explication suivante du problème que nous cherchions à résoudre.

Cette dame tenait à Paris un magasin de vernis (situé rue Caumartin) dans lequel se trouve un grand nombre de vases renfermant des alcools de bois. De ces vases s'échappaient des vapeurs qui incommodaient manifestement les personnes étrangères, comme j'ai pu m'en assurer en visitant le magasin; or, notre malade passait sa journée au comptoir et la nuit elle couchait dans une petite salle séparée du magasin par une cloison, qui, à sa partie supérieure, laissait un vide, de telle sorte que les vapeurs d'alcool circulaient librement dans la chambre à coucher et que cette femme se trouvait constamment plongée au sein d'une atmosphère de vapeurs alcooliques.

Par conséquent, il est facile de concevoir que dans de semblables conditions, une intoxication par l'alcool amylique ait pu se produire.

— En 1876 j'ai eu l'occasion de voir en consultation avec M. le Dr Mesmy, une femme âgée de 33 ans, qui présentait des accidents semblables survenus dans les mêmes conditions.

Cette femme qui a succombé plus tard, se plaignait de sensations douloureuses, élancements, fourmillements, picotements, etc. aux extrémités des membres et principalement aux extrémités inférieures. En même temps que ces sensations il existait une hyperalgésie excessive symétrique aux jambes et aux avant-bras, et *une paralysie incomplète de ces mêmes parties*, qui portait plus spécialement *sur les muscles extenseurs :* lesquels étaient flasques et légèrement atrophiés.

La nuit était agitée par des rêves effrayants, des cauchemars, et le sommeil pour ainsi dire impossible ; aussi la malade était-elle pâle et amaigrie, d'autant plus qu'elle avait une diarrhée datant d'un mois.

Or, cette malade avait épousé un marchand de vernis et habitait depuis plus de six ans dans un magasin rempli de boîtes de vernis et de bocaux contenant de l'alcool amylique, en sorte qu'elle se trouvait placée dans les conditions les plus favorables à une intoxication alcoolique et que cette intoxication ne pouvait être mise en doute.

Observation XII

Thèse de GAUCHER (Paris 1882) Observation X.

Absinthisme chronique; rêves, fourmillements et crampes dans les membres, diminution et retard des sensations douloureuses aux extrémités. — Hyperalgésie de la racine des membres. — Parésie des membres inférieurs, fausses couches répétées.

La nommée D... (Amélie), 30 ans, maîtresse blanchisseuse, entre le 22 décembre 1881 à la Pitié, salle Lorrain, n° 25, sort le 28 décembre.

Cette femme parait se défier des questions qu'on lui fait; elle commence par nier tout excès alcoolique. On finit par lui arracher l'aveu, qu'elle a pris, il y a quelques années, du vulnéraire et de l'eau-de-vie : mais elle y aurait renoncé « parce que le vulnéraire l'endort, et que le cognac la rend folle ».

En tout cas elle nie énergiquement boire de l'absinthe. Quelques jours après sa sortie de l'hôpital, M. Lancereaux apprit du confrère qui lui avait envoyé cette malade, que renseignements pris chez le marchand de vin, cette femme achetait chaque jour pour 25 à 28 sous d'absinthe.

Le père de la malade est mort âgé, il était sobre, dit-elle. Sa mère est vivante, bien portante, sobre. Un frère et une sœur sont vivants, bien portants.

La malade n'a eu comme maladies antérieures, que celles de l'enfance et quelques migraines étant jeune. Jamais de rhumatisme, jamais d'attaques de nerfs, ni autres accidents imputables à l hystérie.

Réglée à 12 ans, la malade a toujours vu régulièrement et sans douleurs. Les règles ont toujours été très peu abondantes.

Mariée peu après son arrivée à Paris, la malade a eu trois enfants et trois fausses couches : ces accidents se sont produits à 5 mois, 3 mois et 2 mois.

Des trois enfants l'un est mort à 15 jours, un autre à 9 mois, « elle avait toujours quelque chose » ; il reste un petit garçon de 5 ans. Ni la malade, ni son mari, ne paraissent avoir eù la syphilis.

Les suites de couches ont été bonnes.

Les troubles actuels ont débuté il y a un an.

Depuis cette époque elle vomit le matin à jeun, un liquide verdâtre; de plus ses jambes ont commencé à s'affaiblir. Depuis trois ou quatre mois cet affaiblissement a fait de grands progrès : *la malade a une certaine difficulté à marcher, elle est obligée de se tenir à la rampe pour monter son escalier.*

Depuis deux mois, sensation fréquente de picotement, d'engourdissement dans les pieds et les jambes, qui lui semblent toujours froids. Elle a aussi dès lors, des crampes toutes les nuits, elle est obligée de se lever et de marcher pour les faire cesser.

Depuis la même époque, les troubles gastriques se sont aggravés, la malade vomit fréquemment ses aliments après son déjeuner.

État à l'entrée : Malade paraissant irritable, elle raconte que depuis quelques temps, elle est très emportée et pleure pour rien. Elle dort assez bien, mais rêve souvent de chutes dans des précipices, se réveille alors en sursaut; elle dit ne pas voir d'animaux, mais sa défiance parait mise en éveil par cette question. Pas de troubles de la vue, jamais de vertiges ni d'étourdissements.

L'examen de la sensibilité donne les résultats suivants: la sensibilité tactile et la sensibilité à la température sont normales. Il y a une analgésie bien nette à la piqûre des membres inférieurs jusqu'au milieu de la cuisse et des membres supérieurs jusqu'au milieu du bras.

A la racine des membres, la plus légère piqûre provoque une douleur assez vive. Le pincement est perçu partout, mais sur le pied, il y a un retard évident de la sensation douloureuse. Le chatouillement plantaire ne donne lieu à aucun mouvement réflexe.

Pas de points douloureux spinaux.

La malade marche assez bien, mais se fatigue vite. Tremblement assez accusé des mains et des pieds, quand on les fait garder longtemps étendus.

Au lit l'attitude des pieds est normale, tous les mouvements s'exécutent bien, cependant *le gros orteil, légèrement fléchi, ne peut être ramené sur le même plan que les autres.*

On envoie la malade aux douches, mais six jours après son entrée, elle quitte l'hôpital dans le même état, « ne voulant pas être prise pour une ivrogne ».

<h3 style="text-align:center">OBSERVATION XIII</h3>

GLYNN, Cases of alcoholic paraplegia. *The Liverpool med. chir. Journal.* Jly 1883, p. 374, et *Transactions of the Liverpool medical institution.*

Une dame âgée de 40 ans, depuis la naissance de son premier et dernier enfant souffrait de dysménorrhée et s'était adonnée progressivement à l'habitude de boire.

Elle devint morose, dyspeptique, grosse, pâle ; souffrait le matin de nausées, elle toussait fréquemment, souffrait de névralgies, etc.

Le médecin seul suspectait la nature de la maladie ; des séjours dans des établissements hydrothérapiques étaient invariablement suivis de bons résultats.

Telle était la situation de la malade, lorsque apparémment à la suite de crises névralgiques, elle prit plus de stimulants que d'habitude, et absorba une quantité considérable d'eau-de-vie en peu de jours. Notre malade eut du délire, de l'insomnie, ses idées devinrent incohérentes, elle fut prise de vomissements incoercibles, avec douleur dans la région du foie, qui avait beaucoup augmenté de volume ; en même temps elle présentait un ictère.

Au bout d'une semaine, les troubles cérébraux s'étaient améliorés, mais l'émotivité était toujours grande, la mémoire presque entièrement perdue. A ce moment elle commença à se plaindre de douleurs lancinantes et brûlantes dans les pieds et dans les jambes, accompagnées de sensations de picotements.

Les souffrances s'accrurent, le moindre attouchement la faisait crier, et on dut lui placer des cerceaux au-dessus des pieds, le poids des couvertures lui était devenu insupportable. Les gros orteils et le dos des pieds se couvraient de rougeurs de temps à autre ; anesthésie et analgésie marquées jusqu'au niveau des genoux. Il existait en outre *une grande faiblesse musculaire, les pieds ne pouvaient être relevés, quand les jambes étaient étendues, mais la flexion* do la jambe était possible.

Absence de réflexe rotulien, fonctions de la vessie normales. Ces symptômes durèrent pendant un mois, les souffrances s'aggravaient tous les soirs à un tel point que les nuits étaient passées à crier, malgré l'administration de larges doses de morphine. Puis les souffrances graduellement diminuèrent, la puissance musculaire reparut en partie, mais ce ne fut qu'après deux mois qu'elle put marcher seule, sans aide, les jambes étaient encore très lourdes et pouvaient à peine être détachées du sol.

Pendant quelque temps l'anesthésie de la plante des pieds persista, et les douleurs revenaient chaque nuit, provoquées par la moindre fatigue.

Le réflexe rotulien ne reparut pas pendant bien des mois.

OBSERVATION XIV

CASANOVA (Thèse Paris, 1885) Observation II, publiée par M. LANCE-REAUX.

Excès de bitter et de vulnéraire, hyperesthésie généralisée excessive. Paralysie des membres. — Tuberculose pulmonaire. — Mort. — Autopsie.

La nommée G..., Marguerite, âgée de 48 ans, blanchisseuse, entre le 1er mai 1880, au n° 13 de la salle Ste-Geneviève.

Cette femme se plaint de tousser depuis quelques mois et d'éprouver dans les mollets de vives douleurs la nuit. Sa mère est morte il y a dix ans, d'une affection dont elle ignore la nature; son père a disparu il y a déjà longtemps et elle ne sait ce qu'il est devenu. Réglée à 12 ans, cette femme n'a jamais été mariée et n'a jamais eu ni enfant, ni fausse couche; elle a cessé d'être réglée depuis longtemps. Venue à Paris depuis l'âge de 25 ans, elle a toujours exercé la profession de blanchisseuse; bien nourrie, elle habite une grande chambre, au premier, donnant sur la rue.

Comme antécédents pathologiques, elle n'a eu que la fièvre typhoïque à l'âge de 12 ans et la scarlatine, il y a vingt-cinq ans. Depuis plusieurs années, elle a remarqué que son appétit a beaucoup diminué. Elle dit boire un litre de vin par jour, avoue que depuis huit ans elle boit tous les matins à jeun un verre de vulnéraire, que souvent elle recommence dans la journée et ingère aussi du bitter; elle nie avoir jamais eu l'habitude de prendre de l'absinthe.

Cette malade fait remonter au mois de novembre dernier le début de l'affection actuelle.

B. 7

C'est à cette époque qu'elle a commencé à tousser. Elle s'est amaigrie très rapidement et depuis longtemps elle a chaque nuit des sueurs généralisées ; le matin elle éprouve des nausées et rejette avec effort un liquide filant, blanchâtre et verdâtre. Elle ne dort pour ainsi dire pas, et lorsqu'elle vient à sommeiller, elle ne tarde pas à être éveillée par des rêves effrayants, tantôt il lui semble tomber dans des précipices, tantôt elle voit des serpents énormes.

Elle a des crampes dans les jambes ; depuis un mois elle éprouve dans les mollets et surtout dans les chevilles, des fourmillements, des picotements nocturnes très douloureux.

Sa figure est pâle, amaigrie, triste, l'œil hagard, les lèvres sont tremblantes. Les veinules cutanées des joues sont le siège d'une dilatation assez marquée.

La malade est fortement émue par notre examen et surtout par les questions relatives à ses habitudes ; ses pieds, ses mains, son front se couvrent de sueurs pendant notre interrogatoire.

La force musculaire est notablement diminuée, elle a beaucoup de peine à monter dans la salle ; ses mains ne peuvent serrer que très faiblement les nôtres. Elle sent très bien le sol lorsqu'elle marche. La sensibilité tactile est du reste partout conservée.

La sensibilité à la douleur s'est accrue dans d'énormes proportions, *aux membres inférieurs jusqu'au-dessus des genoux* le plus léger pincement, un simple contact en appuyant un peu fort font jeter des cris à la malade ; elle crie d'appréhension en voyant approcher de sa jambe une épingle avec laquelle elle croit qu'on va la piquer.

Quand pour constater la limite de la zone hyperalgésique on la pince plusieurs fois de suite, elle entre dans un état d'exaltation, nous suppliant de la laisser tranquille et finissant par éclater en sanglots ; les points de la peau qui ont été pincés, même légèrement, deviennent aussitôt le siège d'une vive rougeur qui persiste au moins une heure.

Les membres supérieurs présentent surtout à la face dorsale, une hyperalgésie analogue, mais moins prononcée, qui remonte jusqu'au tiers supérieur des avant-bras. Au point de vue de la sensibilité thermique, des objets qui pour nous donnent simplement lieu à des sensations de froid ou de chaud, déterminent chez la malade une sensation de brûlure ou de froid excessif.

La pression sur les apophyses épineuses est aussi douloureuse le long du rachis. Les deux régions ovariennes, mais surtout la gauche, sont le siège d'une vive sensibilité à la pression même légère.

Enfin la percussion de la poitrine est si douloureuse, surtout vers le sommet, que cette exploration arrache des cris à la malade. Tous les signes stéthoscopiques d'une tuberculose avancée, craquements humides à droite, râles cavernuleux et gargouillement à gauche, Crachats purulents nummulaires. Ext. théb., 0,10 cent.

Les jours suivants la malade ne dort pas mieux ; elle continue d'être tourmentée par des cauchemars, elle rêve que les chiens lui

dévorent les pieds et les mains, voit des serpents, des bêtes à cornes. Les sensations douloureuses des extrémités augmentent plutôt
qu'elles ne diminuent. En même temps, la faiblesse musculaire
s'accentue à ce point que *la malade ne peut presque plus marcher.*

10 mai, 0,15 cent. ext. thébaïque; le sommeil est meilleur, mais
les visions persistent.

Le 17. La malade ne peut faire que trois ou quatre pas sans être
soutenue; ses jambes fléchissent sous elle. Il lui semble presque
impossible de saisir de petit objets, une épingle, une allumette par
exemple; elle est prise assez rapidement de tremblement quand elle
tient son verre à la main.

Vers le 20, il lui devient complètement impossible de marcher,
même avec un appui. Elle reste dès lors constamment couchée,
peut à peine soutenir ses pieds au-dessus du plan du lit et les tient
constamment dans *une extension forcée sur la jambe,* le talon relevé;
cette attitude est plus marquée à gauche.

Dans le mois de juillet, l'état de la motilité reste le même; la
malade maigrit et pâlit progressivement.

Le 9, œdème pâle, mou, bilatéral du dos des pieds; vers la fin du
mois phlegmatia alba dolens du membre inférieur droit. Les sensations de picotements et de fourmillements ont beaucoup diminué ainsi
que l'hyperalgésie; même état de la motilité.

30 août. L'examen de la contractilité faradique des membres
inférieurs montre que les muscles se contractent, mais faiblement,
sous l'influence d'un courant d'une intensité majeure.

La malade, toujours excitée par le pincement, ne sent presque pas
passer le courant électrique. Ce n'est qu'avec un courant intense,
que l'on provoque une légère sensation douloureuse.

Dans les derniers jours d'août l'œdème du membre inférieur
gauche augmente beaucoup et l'on sent manifestement un cordon
dur sur le trajet de la veine crurale. Amaigrissement très rapide.
Fièvre hectique, sueurs généralisées et profuses. Diarrhée. La malade succombe le 9 septembre au soir aux progrès de la phtisie.

Autopsie pratiquée le 11 au matin.

Les sommets présentent toutes les lésions de la dernière période
de la tuberculose: cavernes, granulations, adhérences pleurales.

Estomac de volume normal et peu altéré, quelques ulcérations
miliaires, arrondies dans l'iléon. Le cœcum est le siège d'une ulcé-
ration arrondie de l'étendue d'une pièce de un franc.

Au niveau, il existe sous le péritoine des granulations grises assez
nombreuses.

Foie volumineux stéatosé ainsi que les reins.

Le crâne est mince, fragile, le diploé a presque entièrement disparu. Pas de lésion de la dure-mère.

Notons cependant la présence d'un grand nombre de granulations
de Pacchioni.

A l'incision de cette membrane, il s'écoule une quantité très notable de liquide céphalo-rachidien.

La pie-mère qui, a la convexité des hémisphères, est en quelques points épaissie et opaline, ne présente pas trace de granulations tuberculeuses.

Le cerveau est petit, de consistance ferme, on n'y constate à la coupe, aucune lésion, non plus que dans le cervelet et la protubérance. Le canal rachidien ne présente pas d'altération. Les enveloppes de la moelle sont normales à l'œil nu ; elle parait absolument saine. A cause de l'état avancé de la putréfaction, elle n'a pu être examinée au microscope. Les fibres des racines antérieures et postérieures des diverses régions examinées au microscope, après dissociation, ne présentent d'autres modifications qu'un léger état variqueux de la myéline, probablement d'origine cadavérique.

Il en est autrement du nerf tibial postérieur et de la branche cutanée péronière dont les fibres dissociées sont également examinées à l'état frais. La myéline d'un grand nombre de fibres de ces nerfs était segmentée en gouttes bien distinctes, arrondies, de volume inégal ; les nerfs renfermaient en outre des gaines revenues sur elles-mêmes. Enfin sur quelques fibres, les noyaux de la gaine de Schwann étaient évidemment plus rapprochés les uns des autres qu'à l'état normal. Les muscles des membres et surtout ceux des jambes étaient, à l'œil nu, jaunâtres, mous et friables.

OBSERVATION XV

LEUDET. *Archives générales de médecine*, janvier 1867.

Abus alcooliques continués pendant 26 ans, invasion lente d'accidents nerveux s'exacerbant après un excès, accidents d'hyperesthésie et anesthésie cutanées se développant progressivement et atteignant un haut degré d'intensité ; diminution lente des symptômes nerveux sous l'influence des préparations de quinquina.

Guérison presque absolue au bout de 4 ans.

Vauq..., Pierre, âgé de 54 ans, ancien clerc d'huissier, d'une taille moyenne, muscles peu développés, maigre, entre à l'Hôtel-Dieu de Rouen dans ma division, salle V, n° 8, le 29 mai 1860.

V... dont l'intelligence est restée parfaitement normale et la mémoire intacte, a pu me donner pendant le long séjour qu'il fit à l'Hôtel-Dieu des détails précis sur les abus alcooliques qu'il faisait depuis de longues années, il les a même consignés par écrit dans un petit résumé de sa vie, qu'il a rédigé pour moi ; c'est à cette source, dont de nombreuses questions faites à des époques éloignées les unes des autres m'ont permis de constater l'authenticité, que j'emprunte les renseignements suivants :

L'ivrognerie est restée pour V... un art compris de peu d'adeptes

dont il a pu étudier les diverses phases; il ne regrette nullement ses
excès et même aujourd'hui, longtemps après une guérison obtenue,
il déplore encore la nécessité dans laquelle sa santé le place, de ne
pas recommencer ce qu'il nomme ses exploits.

V... a commencé à boire de l'eau-de-vie à 18 ans et au bout de peu
de temps il contracta tellement l'habitude de l'alcool, qu'un litre
d'eau de-vie, à moins qu'il ne fût ingéré très rapidement, ne détermi-
nait chez lui aucun accident d'ivresse.

A partir de l'âge de 30 ans, la quantité moyenne d'eau-de-vie bue
chaque jour par V... était d'un litre. Vers l'âge de 38 ans, les excès
alcooliques devinrent plus nombreux encore. V... buvait seul chez
lui, et souvent il resta huit et dix jours dans un état d'ivresse continue.

Depuis l'âge de 48 ans, V... a bu chaque jour un litre et demi
d'eau-de-vie; après les excès il était tourmenté de cauchemars, de
visions, de tremblements des mains et ne pouvait quitter sa chambre
avant quelques jours. Malgré ces énormes excès, les fonctions digestives sont toujours restées bonnes.

V... avait rarement des vomissements, jamais d'hématémèse, rarement un peu de diarrhée, ce qu'il attribue à ce qu'il mangeait peu et
surtout avant les excès, avait le soin de boire un décilitre d'huile
d'olives.

V... a été atteint il y a de longues années de chancres et de bubons
inguinaux suppurés; jamais il n'a eu de symptômes morbides qui
aient attiré son attention du côté des membranes muqueuses anales
ou buccales; il ne se rappelle aucune éruption érythémateuse.

Six mois environ avant sa première admission dans mon service,
il fut soigné dans une salle de chirurgie du même établissement pour
des ulcères presque symétriques des deux jambes; ces ulcères ont
laissé à leur suite une cicatrice blanchâtre sans aucune induration
sous-jacente. Aucune saillie ou hypertrophie des os du crâne, des
deux clavicules, des deux tibias n'est constatée par moi, malgré un
examen fréquemment répété de ces os superficiels.

Vers le milieu d'avril 1860, V... fit un excès de boissons alcooliques plus considérable encore que d'habitude; il ne peut dire quelle
fut la quantité d'eau-de-vie qu'il ingéra. Quand il reprit connaissance,
il était d'une *faiblesse extrême* et avait une exagération extrême du
tremblement habituel des membres.

Le 29 mai 1860 au moment de l'admission du malade à l'Hôtel-Dieu,
je constatais l'existence des symptômes suivants :

Intelligence bonne, céphalalgie gravative légère, tremblement léger
de la tête dans la position assise et dans la station, tremblement des
membres supérieurs très marqué, même quand les coudes sont ap-
puyés.

Ce tremblement est plus marqué encore dans la main droite ; *faiblesse des deux jambes qui le gêne pour faire une course un peu
longue, aucune paralysie localisée*; douleurs contusives , exacer-

bantes dans les articulations des membres inférieurs, surtout pendant la marche. Douleur parfois comme dilacérante dans les muscles de l'avant-bras et du bras droit et n'augmentant pas par la pression. Douleur dans la paroi latérale droite du thorax, au niveau de la sixième côte en avant, douleur diffuse n'augmentant pas par la pression. Aucun phénomène morbide à la percussion ou à l'auscultation du thorax ; quelques râles sibilants épars aux deux bases. Sommeil mauvais, interrompu par des hallucinations effrayantes de la vue et de l'ouïe.

Quelques régurgitations aqueuses le matin, sans vomissements alimentaires ; aucune douleur épigastrique, quelques selles diarrhéiques depuis un mois, sans coliques. Aucune hyperesthésie ou anesthésie cutanée. (Infusion d'arnica, oxyde de zinc 0,25, une potion).

Pendant tout le mois de juin 1860 un léger changement se manifeste ; le tremblement des mains et de la tête diminue, les douleurs dans le membre supérieur droit persistent ; il survient dans quelques moments un peu de contracture de ce bras. On joint au traitement ci-dessus 0,70 camphre en pilules.

Dans le commencement de juillet 1860 le tremblement des mains diminue un peu, sa force est plus grande.

30 juillet, V... quitte l'Hôtel-Dieu.

Le 23, V... rentre de nouveau dans ma division. Dès le lendemain de sa sortie les douleurs gravatives et lancinantes dans l'épaisseur des muscles des membres supérieurs et inférieurs, ont reparu avec une nouvelle intensité *gênant la marche ;* les autres symptômes sont du reste les mêmes que lors de la première admission à l'hôpital. Camphre, 0,70 en pilules, 2 p. d.

Au commencement d'août 1860, V..., dont l'état est demeuré à peu près le même, accuse une sensation de brûlure dans la paume des deux mains et dans la plante des pieds ; quelques points d'anesthésie à la piqûre de la peau de la paume de la main droite. Même traitement.

Pendant le mois d'août 1860, aggravation des symptômes nerveux, même sensation de brûlure dans la paume des mains et des pieds, douleurs lancinantes dans l'épaisseur des muscles des membres supérieurs et inférieurs. Extension graduelle de l'affaiblissement et du trouble de la sensibilité du membre supérieur droit.

L'anesthésie est complète à la peau de la main et d'une partie de l'avant-bras ; à la fin du mois, l'analgésie s'étend à tout le côté droit du corps en avant et en arrière et aux membres de ce côté ; *l'affaiblissement des deux jambes a augmenté et V... marche difficilement, mais sans aucun appui.*

Un peu de trouble de la vue. V... accuse comme un brouillard principalement de l'œil gauche.

Le tremblement est toujours le même dans les membres supérieurs et à la tête, il en existe aussi un peu dans les jambes pendant la marche. On abandonne le camphre et l'on donne 2 pilules de Vallet de 0,15 et 50 gr. de vin de quinquina.

Depuis septembre 1860 à mars 1861, l'état du malade présenta peu de changement; les tremblements, les douleurs, la faiblesse demeurèrent stationnaires; l'anesthésie gagne graduellement en étendue au membre inférieur gauche et occupe enfin toute sa hauteur; la perte de sensibilité est presque toujours absolue même à la piqûre profonde du côté droit du corps, aussi bien au tronc qu'aux membres et à la face. V... éprouve une perversion de la sensibilité de la peau, des points anesthésiques qu'il exprime en disant que la peau lui semble comme boursouflée.

Au commencement de 1861, il survint un peu de diarrhée guérie par les absorbants et les opiacés.

Depuis mars 1861 jusqu'à la fin de l'année, aucun changement ne se produit, les douleurs, l'anesthésie demeurent les mêmes. On revient au camphre dont on élève la dose de 0,80 à 1 gr.

En avril 1862 les accidents présentent une aggravation marquée, le tremblement des membres va en augmentant et ressemble à celui de la paralysie agitante; l'anesthésie persiste dans l'étendue indiquée ci-dessus; mêmes douleurs.

Pendant la marche qui s'accomplit avec difficulté, il semble au malade qu'il est entraîné à droite et que le côté droit du corps tend à s'enfoncer dans le sol. V... ne peut guère faire une vingtaine de pas sans trébucher, mais ne tombe pas; il garde néanmoins parfaitement l'équilibre, même les yeux étant clos. La piqûre et la titillation de la plante des deux pieds provoquent des mouvements réflexes plus étendus que dans l'état normal et très douloureux. La sensibilité au froid est très vive : ainsi V... ne distingue guère la température de corps froids appliqués sur la peau des endroits anesthésiques. La sensibilité musculaire semble également troublée, car il distingue mal le poids et la nature des objets placés dans ses mains. Camphre et musc de chaque 0,60 en pilules.

En mai 1862 douleurs vives, mais à la pression seulement pratiquée le long de toute la région dorsale du rachis et aussi bien à droite qu'à gauche. Même douleur à la pression dans tout le flanc et sous les fausses côtes droites; engourdissements fréquents dans les extrémités supérieures et inférieures de chaque côté; crampes par moment spontanées et très douloureuses dans les deux mollets, troublant le sommeil pendant la nuit.

Difficulté et douleur provoquée par les mouvements du tronc et surtout par le redressement du tronc et de la tête.

Vers la fin de ce mois les phénomènes d'hyperesthésie plutôt profonde que superficielle augmentent progressivement, l'anesthésie demeure la même à la piqûre, mais la pression superficielle et profonde des masses musculaires des quatre membres et même du tronc provoque une vive douleur et un sentiment de crampe général.

V... se lève seul, il parvient à se tenir sur ses jambes, mais sa marche se compose d'une foule de secousses et de mouvements irréguliers de tout le corps; et il s'écrie : « ne me touchez pas », redoutant à l'excès le contact de la main de l'observateur. La pression le long du rachis provoque comme une secousse subite et une crampe instantanée de tous les muscles du corps; il en est de même de la titillation de la plante des deux pieds.

Peu d'appétit. Aucune amélioration ne se produisant et l'hyperesthésie demeurant la même, j'ai recours à un julep contenant 4 gr. de teinture de digitale.

L'emploi de ce moyen n'apporte aucun soulagement dans les accidents nerveux, il survient des vomissements et une intolérance gastrique, si bien que je dus renoncer à toute médication pendant le mois de juillet 1862 et la première moitié d'août.

Au mois de septembre je borne le traitement à une décoction de 5 gr. de quinquina dans un litre d'eau et 60 gr. vin de quinquina.

Pendant le mois d'octobre 1862, l'hyperesthésie, l'anesthésie et les mouvements réflexes exagérés demeurent les mêmes; crampes fréquentes, soubresauts musculaires visibles et spontanés dans les muscles des membres supérieurs et inférieurs.

En novembre, l'intensité de l'hyperesthésie musculaire et des soubresauts, diminue un peu; les crampes deviennent moins fréquentes et V... peut redresser le tronc sans éprouver une douleur aussi vive. La pression des membres supérieurs et inférieurs ne provoque plus les mêmes secousses, mais la pression vers la partie supérieure de la région lombaire du rachis principalement au côté droit des épines des deux vertèbres lombaires, occasionne une douleur et un soubresaut dans les muscles de toute la partie inférieure du tronc.

L'anesthésie est moins absolue, principalement aux pieds et aux mains et dans certains points, ce n'est guère qu'une analgésie. Même aberration de sensibilité; V... dit qu'il lui semble qu'un matelas est appliqué sur tout son corps.

Même trouble de la vue; depuis quelque temps V... accuse un peu de surdité, tantôt à droite, tantôt à gauche.

La marche s'opère mieux, sans soubresauts. Dans les premiers jours du mois V... a pu à l'aide du bras seulement *monter l'escalier et aller à la messe.*

Le côté droit du corps est toujours un peu plus faible que le gauche. Depuis quelque temps douleur en ceinture accusée par le malade. Même traitement.

Vers le milieu de novembre 1862, la force musculaire revient progressivement dans les membres. Les mouvements sont mieux coordonnés.

La marche s'opère de mieux en mieux; mais dans la progression la jambe droite semble projetée brusquement en avant, tandis que la gauche est avancée d'une manière normale. Le tremblement de la tête a considérablement diminué, de même que celui des membres;

ceux-ci peuvent être mieux gardés quelque temps dans l'extension, sans aucun tremblement, quand le coude est appuyé.

L'hyperesthésie rachidienne a peu diminué, cependant le malade redoute la pression exercée dans ce point parce qu'elle provoque toujours un soubresaut général. La sensibilité à la piqûre reparait depuis quelques jours à la face dorsale et plantaire des pieds et des mains. L'analgésie reste la même aux deux jambes, à tout le bras droit, au côté droit et à la face du même côté. Au mains et aux pieds la sensibilité à l'application des corps froids est à peu près normale. Même traitement.

Pendant le mois de décembre 1862, la force des membres supérieurs et inférieurs s'améliore graduellement, V... *peut marcher seul avec une canne dans la salle*, il demeure assis dans son lit, sans éprouver ni douleur, ni tremblement.

En janvier 1863 le retour de la sensibilité cutanée devient chaque jour plus marqué ; elle reparait de la périphérie au centre en se rétablissant aux membres supérieurs plus vite qu'à l'inférieur droit et plus complètement dans le sens de la flexion que dans celui de l'extension.

Le point hyperesthésique est moins marqué dans la région dorsale.

En février et en mars 1862 l'amélioration demeure un peu stationnaire malgré la persistance du même traitement ; la sensibilité semble certains jours reparaître et disparaître, le jour suivant, dans la même partie de peau ; la douleur diminue dans la région lombaire, mais le malade accuse une douleur au niveau du sacrum et qui se propage à l'émergence du nerf sciatique droit et jusque dans le creux poplité du même côté. Même traitement.

L'amélioration devient de nouveau plus marquée pendant le mois d'avril 1863.

Les points hyperesthésiques rachidiens et sacrés ont disparu complètement ; la pression à ce niveau ne provoque aucune sensibilité morbide.

La sensibilité cutanée reparait même à la face extérieure des membres ; cependant quand on pince la peau de ces régions le malade ne perçoit pas immédiatement le pincement, mais seulement quelque temps après, quand on a cessé la pression de la peau. Le côté droit du corps est toujours un peu plus faible que le gauche. La sensibilité gagne graduellement en étendue, et au commencement de mai 1863 la sensibilité était nulle seulement dans la partie externe de la cuisse droite où la peau pouvait être transpercée, tordue, sans provoquer aucune plainte du malade. A la face, la sensibilité parait un peu diminuée également au niveau de la joue droite.

Le malade marche seul avec sa canne et accuse encore par moments des douleurs térébrantes profondes dans les membres supérieurs et inférieurs.

En juin 1863 toute anesthésie avait disparu.

Pendant le dernier trimestre 1863 et le mois de janvier 1864 l'état de V.... demeure satisfaisant. Il ne garde qu'un peu de tremblement des mains et un manque d'habileté manuelle pour faire les ouvrages difficiles ; l'hyperesthésie et l'anesthésie ont disparu. Le traitement par le quinquina a été continué sans interruption.

Le 26 février 1864, V... quitte l'Hôtel-Dieu et passe à l'hospice général où il est occupé à la matelasserie et travaille debout deux heures par jour.

Le 11 février 1866, j'ai eu l'occasion de voir V..., son état de santé était resté bon, il n'avait pas été forcé d'interrompre un seul jour son travail depuis sa sortie de mon service ; il tremblait un peu dans l'extension des membres supérieurs, il marchait bien au pas militaire ordinaire, mais quand il marchait sans règle, il souffrait un peu dans les jarrets et éprouvait quelques crampes. Il n'avait alors aucun des points hyperesthésiques ou anesthésiques anciens.

Depuis sa sortie il n'avait usé d'aucune boisson alcoolique.

OBSERVATIONS XVI et XVII

SAMUEL WILKS. De la paraplégie alcoolique. *Lancet*, 1872, p. 320.

Wilks cite trois cas de paraplégies probablement liées à l'abus des boissons alcooliques et guéries par la suppression totale de l'alcool.

« Une dame voisine de chez moi, victime infortunée de l'alcoolisme ayant une faiblesse considérable des membres inférieurs, était arrivée au dernier degré de la prostration de par le fait du manque de nourriture et de vomissements incessants. Elle s'humectait les lèvres de temps à autre avec un verre de brandy, espérant ainsi prolonger son existence un peu plus longtemps. La fin semblait approcher, ses enfants venaient recevoir ses derniers adieux, lorsque après des sollicitations répétées de ma part, tout stimulant fut suspendu.

La faiblesse cessa aussitôt, le sang fut graduellement épuré, quelques heures après elle prenait un peu de nourriture, quinze jours après elle était à table avec sa famille.

2e *observation*. — J'ai vu un négociant et sa femme en consultation avec un collègue : tous les deux étaient adonnés à des habitudes d'intempérance, et ce qui était le plus remarquable, c'est que tous les deux avaient une *paraplégie presque complète*.

Nous fîmes décider le mari à renoncer à toute boisson, mais nous n'eûmes aucune influence sur sa femme qui approchait du delirium tremens.

Le mari fut bientôt en voie de guérison.

3e *observation*. — Un autre cas, c'est celui d'un médecin qui après des abus d'alcool excessifs fut si mal qu'il fut obligé de prendre le lit ; il avait des attaques épileptiformes, ne mangeait rien, vomissait constamment. Sa femme lui donnait de temps à autre de l'alcool et du champagne pour le soutenir un peu plus longtemps. Je parvins après plusieurs remontrances à persuader à sa femme et à deux gardes-malade de supprimer toute boisson alcoolique. Cela fait, le malade réclamait à boire, mais après avoir imploré en vain pendant quelque temps, il fut très malade, il tomba alors dans un sommeil profond ; après son réveil il mangea un morceau de bifteck et quelques heures après il mangea une solide nourriture et une semaine plus tard il reprenait ses occupations.

OBSERVATION XVIII

SAMUEL WILKS, Lecture clinique sur l'alcoolisme. *Bristish med. Journ.*, 30 décembre 1876, p. 846.

Sarah N..., âgée de 43 ans, elle a eu des enfants et des fausses couches ; système nerveux excitable. Il y a six mois sa santé s'altéra, elle perdit l'appétit surtout pour déjeuner et a eu depuis du malaise le matin. Depuis 6 mois, elle n'a pu prendre aucune nourriture solide.

Un docteur qu'elle consulta lui prescrivit sans bénéfice une médecine; le brandy et la glace furent ordonnés, si l'indisposition persistait. Elle suivit ce conseil, et pendant les six derniers mois elle a vécu surtout avec du brandy.

Je ne blâme pas le docteur et je ne dis pas qu'il l'ordonna, mais il n'est nullement improbable qu'il le fit, car je regrette de dire, que quelques-uns d'entre nous le prescrivent sans attention et sans regarder aux conséquences.

Il y a quatre semaines, hémorrhagie intestinale, effort de la nature pour dégorger le foie engorgé. Elle a eu du mæléna plus ou moins jusqu'à aujourd'hui. Elle a un gros foie, de l'anorexie, un certain degré d'engourdissement, et une impuissance presque complète à se tenir debout. Tous les stimulants ont été laissés de côté et on a institué un régime tonique.

OBSERVATION XIX

GLYNN. Cases of alcoholic paraplegia, *The Liverpool med. chir. journal.* July 1883, p. 374. — *Transactions of the Liverpool medical institution (II).*

La nommée Elisabeth N...,âgée de 29 ans est admise dans mon service de l'infirmerie royale le 28 août 1882. Symptômes dyspeptiques et paraplégie partielle.

Elle nous raconte qu'elle était restée mariée pendant 6 ans, avait beaucoup souffert de douleurs dans le dos, d'irrégularités menstruelles et qu'elle avait depuis longtemps un caractère morose. C'est 3 ans avant l'état actuel que cette femme commença à prendre de l'eau-de-vie souvent jusqu'à une pinte par jour. Perte de l'appétit, vomissements fréquents le matin, épistaxis, névralgies, puis douleurs dans les pieds avec sensations de picotements, d'aiguilles, enfin *incapacité de marcher depuis une semaine*; tels étaient les symptômes qu'elle présentait avant d'entrer à l'hôpital.

Teint légèrement ictérique, pouls faible 100, respiration normale, toux fréquente, haleine fétide, souffrances vives et vomissements après les repas. Abdomen très distendu, veines superficielles dilatées, circonférence à l'ombilic 33 pouces 1/4, tympanite généralisée ; le palper du foie était douloureux, il descendait jusqu'à 1 pouce de la crête iliaque, mesurant, suivant une ligne perpendiculaire, 9 pouces, et suivant la ligne axillaire, 8 pouces 1/2.

Les envies d'uriner étaient fréquentes, l'urine était épaisse, ictérique. Douleurs constantes dans les pieds et sous la plante des pieds ; sensation de pied mort ; anesthésie et analgésie très marquée ; tous les objets qui touchaient les pieds semblaient ou très chauds ou très froids, *les jambes étaient paralysées et la malade pouvait à peine lever les talons au-dessus du plan du lit*, avec un tremblement marqué. Elle souffrait de crampes et restait habituellement les jambes repliées sur les genoux, attitude déterminée par le décubitus sur la région lombaire. Absence de réflexe rotulien.

Le 24 septembre elle pouvait marcher autour de son lit. Elle traversa la cour, mais en traînant la jambe sur le sol.

Le 27. Elle quitte l'hôpital ayant toujours des douleurs dans les pieds et se plaignant de faiblesse dans les jambes. A cette même époque le foie avait repris ses dimensions normales.

Observation XX

GLYNN. Cases of alcoholic paraplegia. *The Liverpool med. chir. journal*, July 1883, III.

Il s'agissait d'une malade, d'une lady âgée de 35 ans, mariée sans enfants.

Habitudes secrètes de boire. Dysménorrhée, mémorrhagies, épistaxis, névralgie faciale, dyspepsie, insomnies, vomissements matinaux, lucidité d'esprit parfaite.

Trois semaines auparavant, elle était tombée subitement le matin, *les jambes ayant faibli sous elle*, lorsqu'elle se levait; cette faiblesse persista et des sensations de brûlure sous la plante des pieds et sous les ongles des orteils. Les pieds lui semblaient comme engourdis, les douleurs s'aggravaient la nuit; les orteils et le dos des pieds se couvraient souvent de vives rougeurs; elle souffrait aussi de vives douleurs sous les ongles des doigts. Teint ictérique.

Puis les pieds devinrent si sensibles, qu'il fallut mettre un cerceau pour éviter le contact des couvertures.

Réflexe rotulien. — Absent, cependant il n'y avait pas d'anesthésie et *le pouvoir musculaire n'était pas perdu lorsque la malade était au lit.*

OBSERVATION XXI

FISCHER. *Archiv. f. Psychiatrie u. Nerven.* Krankungen, 1882, XIII. (Extrait de la thèse d'ŒTTINGER, Paris, 1884).

X..., aide pharmacien âgé de 44 ans.

Juillet 1878. Excès de bière, début en 1877. Tremblements, troubles intellectuels, œdème des extrémités, rêves, etc.

Individu peu développé intellectuellement. Pas d'albuminurie, n'a jamais travaillé dans le plomb ou dans le cuivre. Il s'améliore par un séjour de quatre semaines dans une maison de santé; puis il sortit, pour rentrer deux ans plus tard (nouveaux excès dans l'intervalle).

Mai 1880. Troubles paralytiques qui se sont aggravés rapidement.

21 juillet 1880. *Marche analogue à celle des ataxiques;* corps courbé en deux, il regarde ses pieds, les frappe sur le sol. Les pupilles réagissent peu.

Couché, on constate, *qu'aucun muscle n'est réellement paralysé, mais mouvements faibles et un peu incertains.*

Légers fourmillements, mais les troubles de la sensibilité subjective sont peu accusés.

Sensibilité de tact diminuée.

Sensibilité toute spéciale exagérée à de simples excitations cutanées.

Réflexes tendineux. — Abolis.

Excitabilité directe des muscles fait défaut, sensibilité exagéré des muscles à la pression.

Sensibilité tactile devient douloureuse.

Compas de sensibilité accuse de 40 à 50 millim.

Muscles. — Nerf radial : au coude normal, à droite l'abducteur du petit doigt :

Faradiquement. — La substance musculaire inexcitable.

Galvaniquement. — Reste d'excitabilité.

A S Z très léger = K S Z manque.

$$N\ A\ bei\ 20\ cl = 10$$

Muscles interosseux externes I.

$$K\ S\ Z = A\ S\ Z$$

Nerf médian droit à peu près normal; fléchisseur commun des doigts du même côté :

$$K\ S\ Z = A\ S\ Z$$

Petits muscles de l'éminence thénar à droite : réaction de dégénérescence typique.

A dro..e : nerf crural et muscle triceps inexcitables.

A gauche : réagit, mais peu.

8 septembre. Léger œdème des malléoles, les mains sont plaquées de taches cyanosées, comme marbrées et couvertes de sueurs.

Jambe droite. — Retard dans la perception du tact ; les sensations sont perçues comme douloureuses.

Jambe gauche. — Anesthésie légère ; muscle tibial antérieur faradisé ne donne plus rien.

$$A S Z > K S Z$$

Marche convenable ; le malade se plaint de crampes allant du talon aux orteils.

20 juillet 1881. Les muscles de la cuisse ne montrent plus de sensibilité à la pression ; la sensibilité à la pression au niveau des orteils (dos et face plantaire) est amoindrie.

Les mouvements des orteils ne causent plus aucune douleur. Facultés psychiques améliorées.

OBSERVATION XXII

REY. *Annales médico-psychologiques* (janvier 1875), p. 68.

D..., femme G..., âgée de 41 ans entre, à l'asile de Ville-Evrard le 5 mai 1883. Elle était d'abord à l'Hôtel-Dieu d'où elle a été transférée à Ste-Anne.

Un certificat du médecin de l'Hôtel-Dieu porte : manie alcoolique ; celui du bureau de l'administration mentionne : de l'affaiblissement intellectuel, des hallucinations pénibles, de la faiblesse musculaire et des habitudes alcooliques.

Le père est mort d'une congestion pulmonaire. La mère est morte après une longue maladie, elle avait des douleurs dans les jambes et marchait difficilement. Une tante maternelle a été aliénée.

Jusqu'à l'âge de 35 à 36 ans, notre malade paraît avoir joui d'une bonne santé ; c'était une femme très rangée, intelligente et bonne commerçante. Elle a eu quelques chagrins domestiques qui ont pu la faire rompre avec ses habitudes de sobriété ; c'est à peu près à l'époque de la guerre, qu'elle s'est mise à boire de l'eau-de-vie tous les matins et plusieurs bitters dans le courant de la journée.

La mort de sa mère paraît avoir été la cause déterminante du premier accès de délire alcoolique, caractérisé par des frayeurs, des hallucinations de la vue et de l'ouïe, et qui a duré près de deux mois.

Un an après, deuxième accès, moins fort mais présentant les mêmes caractères, suivi également d'une guérison qui s'est maintenue deux ans. Cependant depuis le premier accès la mémoire était affaiblie ; la malade se plaignait de vertiges et de troubles de la vue ; elle avait eu une légère attaque dans un atelier ; elle avait des picotements sur tout le corps, des crampes *et de la faiblesse des membres inférieurs.*

En 1883 survient le troisième accès de délire qui amène la malade à Ville-Evrard ; jusque-là elle n'avait pas été séquestrée.

A son entrée la malade était très agitée : elle criait, surtout la nuit, voyait des chiens sur son lit, un qui lui mordait les jambes. On la faisait souffrir ; elle prenait une voisine pour sa tante.

Dès son arrivée on a dû la mettre au lit ; elle ne pouvait pas marcher, ni même se tenir debout. Elle accusait des sensations pénibles dans les jambes, « comme quelque chose qui rebondissait ». De plus elles étaient le siège d'un œdème assez notable. Les mains étaient engourdies.

La malade a gardé le lit depuis son entrée jusqu'en février 1884. Elle se levait de temps en temps, restait assise dans un fauteuil *mais ce n'est qu'à cette date qu'elle a pu marcher.*

Dès lors l'amélioration a été rapide et peu de temps après elle a travaillé dans les salles. L'agitation avait entièrement disparu ainsi que les hallucinations, cependant quelques idées vagues de persécution persistaient encore ; la malade refusait parfois de se rendre au parloir « elle avait peur ».

Actuellement (avril 1884), Mme D... ne présente aucun trouble de la marche ni faiblesse, ni incoordination des mouvements, c'est la femme la plus laborieuse de son quartier ; elle fait le ménage, elle frotte le parquet.

La vue est moins bonne ; les pupilles sont également dilatées ; le tremblement de la langue et des mains est très marqué. La sensibilité cutanée est seulement un peu obtuse. L'état mental est caractérisé par l'affaiblissement des facultés intellectuelles et principalement de la mémoire, sans conception délirante.

En somme le troisième accès de délire alcoolique et la paraplégie ont disparu, sans laisser aucune trace ; il reste les signes de déchéance intellectuelle et les troubles fonctionnels les plus communs à l'alcoolisme chronique.

OBSERVATION XXIII

A. GORTON. Deux cas d'alcoolisme chronique. *Boston medical journal,* vol. CXVI, n° 9, p. 201.

Homme âgé de 84 ans, marié, né aux Etats-Unis, marchand de lait, entre à l'hôpital le 22 novembre 1883. Ses amis affirment qu'il a toujours joui d'une bonne santé et d'une grande intelligence.

Hérédité : nulle. Depuis plusieurs années il a fait beaucoup d'excès de boissons et vénériens. Quelques mois avant son admission, sciatique siégeant surtout à droite avec douleur toutefois du côté opposé, assez intense pour nécessiter le repos au lit ; douleurs irradiées dans tout le membre inférieur. Aucun symptôme mental.

Au bout de deux mois il peut reprendre son travail, bien que souffrant de temps à autre de douleurs névralgiques dans les membres inférieurs.

Nouveaux excès de libations et vénériens. En juillet 1883, trois mois avant d'entrer à l'hôpital, réveil des anciennes douleurs, sans faiblesse musculaire spéciale, malgré une chute de voiture.

A ce moment aucun symptôme mental n'attire l'attention de sa famille, pas de troubles de l'ouïe, de la vision, ni de la locomotion. Continue ses excès de boissons jusqu'en août. Il commence alors à perdre la mémoire, à travailler difficilement, à rester indifférent à ce qui se passe autour de lui ; c'est alors que sa famille remarque *une certaine incertitude dans sa démarche.*

Depuis ce moment jusqu'à son entrée à l'hôpital, il tombe dans tous les excès, devenant de plus en plus infirme en *raison de la faiblesse croissante de ses membres inférieurs.*

Pas de parésie vésicale ni rectale, pas d'attaque, pas d'accidents syphilitiques.

A son entrée on constate que cet homme d'une force moyenne, bien musclé, est un peu amaigri. Pupilles dilatées répondant bien à la lumière, langue non déviée avec tremblement fibrillaire.

Aucune lésion cardiaque ou pulmonaire appréciable.

Bruits cardiaques sourds, cependant. Pouls rapide 114.

Température normale. *Marche difficilement, peut se tenir debout les yeux fermés, mais avec une difficulté extrême,* pas de troubles de la nutrition.

Réflexes patellaires : normaux à gauche, mais presque abolis à droite. *Réflexes cutanés :* sensiblement normaux. Mouvements des bras et des mains non embarrassés. Parole incohérente mais articulation des sons presque intacte.

Trouble mental très accusé, ignore son nom et le jour de la semaine ou le mois.

Exalté, sans délire des grandeurs bien accusé. Aucun traitement antérieur.

Amélioration graduelle, si bien, que deux mois après son entrée, son état intellectuel est beaucoup meilleur et il peut se rendre utile dans le service. Il a des manières enfantines, des défauts de mémoire.

Il dit qu'il sent bien, qu'il ne souffre plus nullement et croit qu'il peut sortir.

Six mois après plus de traces d'ataxie ; forces revenues. Il fait toujours des erreurs sur son identité, il croit avoir découvert le moyen de faire fortune avec la vente du lait au bout d'un an.

Il est tout à fait remis physiquement et mentalement.

Voici enfin une observation inédite de paralysie complète

alcoolique dont j'ai parlé à propos des coliques prodromiques de la paralysie et que je publie à ce seul titre.

OBSERVATION XXIV

Recueillie par M. G. DELAS, dans le service de M. le Prof. PITRES.

Bus..., Adrien, 47 ans, né à St-Germain-de-la-Rivière (Gironde).

Antécédents héréditaires. — Les grands parents sont morts de vieillesse.

Son père a été emporté assez brusquement par une maladie aiguë de poitrine accidentelle (sang glacé). Bus... était tout enfant (18 mois) lorsque cet événement s'est produit. Sa mère âgée aujourd'hui de 70 ans, est bien portante.

Antécédents personnels. — Il ne se rappelle avoir eu aucune des maladies de l'enfance, rougeole, scarlatine.

A l'âge de 14 ans, 1re blennorrhagie (il était alors apprenti boulanger) : soignée dès le début.

Quelques jours après le commencement du traitement, perte totale de la vue ; il ne sait pas dans quel état étaient les paupières (sangsues aux tempes et aux pieds ; ablution avec eau de sureau) sans douleurs du côté de l'œil, et paralysie non douloureuse. Ces accidents disparaissent au bout de deux ou trois semaines envion.

A l'âge de 18 ans, 2e blennorrhagie, sans accidents. Entre la 15e et la 20e année il exerce la profession de porteur de pain et se livre à des excès vénériens et alcooliques (15 à 20 verres de bitter par jour, vin blanc, café et pousse-café).

Se marie à 20 ans ; sa femme et ses deux enfants jouissent d'une bonne santé (lors de son mariage, il était boulanger dans sa commune).

A 21 ans vient à Bordeaux gérer un café : durant les 3 années que dure cette gérance, il continue à boire avec excès.

A 24 ans, reprend son ancien métier de porteur de pain, pour l'exercer pendant huit années ; excès de toutes sortes.

A 32 ans (1871), entre comme garçon cuisinier à bord des paquebots de la Pacific Steam navigation.... ; il y devient cuisinier maître d'hôtel, et cultive toujours la dive bouteille ; il reste dans cette place jusqu'au début de sa maladie.

Jusqu'en 1881, il jouit d'une excellente santé et n'est jamais contraint d'appeler un médecin. Aucun accident de syphilis, jamais de fièvre. En mai 1881 il est pris fréquemment dans les doigts de crampes, accompagnées d'une sensation de fourmillements et de picotements. Ces crampes le forcent à lâcher les objets qu'il tient à la main, pour se frictionner énergiquement. Mêmes phénomènes, crampes et fourmillements, au mollet et au creux poplité ; il est

B. 8

obligé de frictionner 5 ou 6 f⋯s la nuit, de courir si ses crampes le prennent le jour, sans quoi ⋯ jambe se fléchit violemment sur la cuisse; les orteils sont respectés.

Affaiblissement notable des membres supérieurs et inférieurs. Depuis quelques mois du reste, le malade avait observé cet affaiblissement, mais sans y attacher aucune importance : « Il pensait seulement que la vieillesse arrivait ».

Ces quelques accidents n'avaient été accompagnés, ni de maux de tête, ni de phénomènes gastro-intestinaux, ni de vertiges.

En août 1881, quelques jours avant d'arriver à Rio-Janeiro, il est pris à bord de coliques, qu'on crut être saturnines : jamais les passagers de son navire n'ont eu d'accidents saturnins. Il n'a jamais bu dans des boîtes en plomb, ni les aliments qu'il ingérait n'ont été enfermés dans des vases de plomb. Donc probablement pas de saturnisme; ces coliques surviennent sans prodromes d'aucune sorte, le font beaucoup souffrir, pendant quinze ou vingt jours, puis se calment progressivement et disparaissent tout à fait après une durée totale d'un mois environ. Ces coliques sont à elles seules toute sa maladie; il ne vomit pas, n'a pas de vertiges, pas de rêves (à aucune époque d'ailleurs il n'a eu d'hallucinations alcooliques).

Aucun trouble de la vue, de l'ouïe, du goût, ni, autant qu'il se le rappelle, de la sensibilité générale. A peine débarqué, c'est-à-dire peu après le début de la crise, il entre à l'hôpital de Rio-Janeiro.

En septembre 1881 sans nouvelle crise de coliques, mais toujours en proie à une constipation habituelle, il se rembarque pour la France. Au milieu de la traversée (en vue de Ténériffe) il était un jour occupé à peler des pommes de terre, lorsque soudain il lâche le couteau et la pomme, et ses deux bras tombent flasques et paralysés. On était obligé de le faire manger, les jambes n'étaient pas complètement paralysées, mais elles étaient le siège de crampes fréquentes.

Plusieurs fois durant la traversée, ses camarades lui ont levé les bras à une certaine hauteur : toujours le membre retombait inerte le long du corps, les doigts fléchis sur la main. Les mouvements d'extension étaient absolument impossibles. L'accomplissement des autres mouvements semble avoir été aussi d'une difficulté extrême, sinon d'une impossibilité absolue, si l'on tient compte de ce détail que rapporte le malade : il était contraint, pour fumer, d'adapter sa cigarette à un bout de cinquante centimètres de longueur qu'il appuyait sur un objet quelconque et qu'il faisait mouvoir soit avec les dents soit en le prenant avec la main ou le poignet.

A peine de retour à Bordeaux, il suit un traitement électro-thérapique, pendant six mois et en ressent une amélioration très lente. Au cours de ce traitement, en effet, les mouvements sont revenus assez pour qu'il puisse faire quelques travaux n'exigeant pas un grand déploiement de force. Pendant cette maladie, le sujet ne se rappelle pas que ses mains aient été enflées ni violacées.

Depuis l'apparition des coliques, les crampes des membres ne s'étaient pas reproduites ; les membres inférieurs étaient affaiblis, mais ne refusaient pas le service. Le malade n'éprouvait aucune douleur, aucun trouble de la sensibilité spéciale. Et quant à sa sensibilité générale, elle paraît être restée également intacte ; le malade croit en effet se rappeler qu'étant un jour au service d'électricité chez M. Delmas, celui-ci l'aurait piqué avec une épingle, en différents endroits du corps ; partout la piqûre était parfaitement sentie.

Vers le mois de juin 1882, il reprend la mer, en qualité de surveillant des garçons cuisiniers, vu l'impossibilité où il se trouvait d'accomplir le travail qu'il faisait auparavant (pâtisserie et boulangerie). Il est resté quatre ans sur les paquebots faisant cahin-caha son service et continuant à boire le plus possible.

Mais ses membres vont s'affaiblissant de plus en plus ; il marchait en titubant, comme un homme ivre, et ne pouvait que très difficilement tenir à la main les petits objets.

Enfin le 6 janvier 1886, il cesse tout travail, devient rapidement tout à fait impotent, et à partir du 20 janvier ne quitte plus sa chambre où il est retenu tout l'hiver par l'état de ses membres inférieurs et par un rhume assez persistant.

Le 27 avril 1886, il entre à l'hôpital St-André, avec une impotence absolue des membres inférieurs ; les membres supérieurs étaient à peu près dans l'état où ils se trouvent actuellement (10 octobre 1886).

En mai, il commence un traitement électrothérapique dont il éprouve une amélioration notable. En juillet, en effet, il pouvait aller seul d'un bout de la salle à l'autre, appuyer son talon sur le sol, etc. Malheureusement l'interruption du service d'électricité ne permet pas à cette amélioration de persister, et c'est dans l'état où il est entré à l'hôpital que Bus... recommence au mois de septembre, l'électrothérapie.

État actuel, le 12 décembre 1886.

Phénomènes moteurs.

1º *Membres supérieurs*. — Les membres supérieurs sont grêles ; bien que Bus... n'ait jamais eu de muscles d'un gros volume, il convient cependant lui-même que l'amaigrissement des membres est très réel. Pas de troubles trophiques de la peau, pas d'adipose sous-cutanée.

Les muscles sont grêles, flasques, surtout ceux du bras, des éminences thénar et hypothénar.

L'aponévrose palmaire paraît légèrement épaissie.

Les deux auriculaires droit et gauche présentent une déformation congénitale. La phalangette et la phalangine sont fléchies légèrement sur la phalange, qui est elle-même légèrement fléchie sur le métacarpien.

Tous les mouvements de la main, du poignet, de l'avant-bras et du bras sont possibles. La préhension des petits objets est toujours assez difficile. L'action de porter un verre, les aliments à la bouche, s'exécute avec un tremblement qui n'a aucun des caractères de celui de la sclérose en plaques. Ce n'est du reste qu'une exagération du tremblement des mains dans l'extension.

L'état des forces, mesuré au dynamomètre donne les chiffres suivants :

M. S. D. — 13 K. de pression.
M. S. G. — 15 K. —

Sensibilité. — Pas de douleurs notables à la pression des muscles et des nerfs ; quelques fourmillements aux pieds et aux mains. Pas de diminution de sensibilité à la piqûre.

Membres inférieurs. — Très diminués de volume. Les extrémités osseuses articulaires saillantes sous la peau qui ne présente pas de troubles trophiques. Pas d'adipose sous-cutanée, muscles flasques.

Les pieds sont dans l'attitude du pied-bot varus équin. De plus dans les deux tiers antérieurs le pied semble avoir été soumis à un mouvement de torsion s'exécutant de dehors en dedans et suivant un axe oblique mené du tiers postéro-externe du pied à son extrémité antéro-interne.

Le gros orteil est fortement fléchi sur le métatarse. La flexion des autres orteils est d'autant moindre qu'on se rapproche du bord externe du pied.

Les mouvements volontaires des orteils sur le pied, du pied sur la jambe sont à peu près impossibles (paralysie des extenseurs).

Pas de contracture. Les mouvements passifs du gros orteil très difficiles à produire ; ceux des autres orteils le sont de moins en moins et cette diminution de la résistance à l'extension est proportionnelle inversement au degré de flexion de ces orteils.

Tous les autres mouvements volontaires des membres inférieurs sont possibles, mais l'état des muscles est tel que leur énergie est forcément très diminuée.

Dans la station verticale, le malade repose sur la partie antérieure et le bord externe du pied. Dans la marche, le rôle du pied semble absolument passif. La jambe est projetée en avant, par une impulsion désordonnée en jambe de polichinelle.

L'amplitude et la direction du mouvement sont mal limitées ; lorsque le pied arrive au niveau du sol il s'y applique de la façon suivante : c'est d'abord l'extrémité antérieure du gros orteil qui porte à terre, puis les autres orteils et le bord externe viennent successivement de dehors en dedans et d'avant en arrière, s'appliquer sur le sol (steppage).

La marche est du reste extrêmement difficile, très hésitante, peu stable.

Le malade, s'il veut marcher, est obligé de prendre avec les membres supérieurs deux points d'appui résistants.

État des réflexes. — Au chatouillement plantaire : aboli, bien que la piqûre et le chatouillement soient perçus.

Réflexe rotulien............ }
— *testiculaire*......... } abolis des deux côtés.
— *de Rosembach*...... }

Les réflexes pupillaires à la lumière, à l'accommodation, à la piqûre cutanée sont très faibles.

Légère diminution de la sensibilité à la piqûre dans les téguments des deux jambes et des deux pieds. Sensibilité au contact et au frôlement conservée.

Le malade affirme qu'il ne sent pas du tout les excitations faradiques à la plante des pieds et qu'il les sent très faiblement au dos du pied, beaucoup même aux jambes et très bien aux cuisses (électro-analgésie).

Quelquefois, dans la nuit, douleurs lancinantes aiguës pas très violentes. Il n'a plus de crampes. Fourmillements aux pieds et aux mains (région plantaire et palmaire), seulement au moment où ces parties sont touchées sur une large surface.

Examen électrique.

Membre supérieur droit :

1° *Courants faradiques.* — Le groupe des extenseurs se contracte bien, la main se relève en extension maxima.

La contractilité est un peu au-dessous de la normale (7 1/2 au lieu de 10).

Les fléchisseurs se contractent également bien.

Les muscles de l'éminence thénar sont immobiles sous l'excitation. Leur excitabilité est très diminuée. Celle des muscles de l'éminence hypothénar l'est beaucoup moins. Le nerf cubital, au poignet, est très faiblement excitable, il en est de même au pli du coude. Le médian présente une excitabilité presque normale. Pendant l'électrisation le malade est pris de tremblement du membre électrisé, tremblement qu'il ne peut arrêter. Le tremblement s'exagère pendant les contractions.

L'excitation faradique du biceps donne des contractions lentes et faibles ; il en est de même pour le triceps. L'excitation mécanique du pincement produit des contractions exagérées. Le deltoïde se contracte encore bien au-dessous de la moyenne.

2° *Courants continus* : Groupe des extenseurs, tremblement très exagéré.

Contraction minima au P. négatif : 16 milliam.
— — positif : 19 —

L'excitabilité est par conséquent très diminuée.

Pas de réaction de dégénérescence.

En même temps on remarque des contractions fibrillaires très nombreuses dans les pectoraux, le deltoïde, le biceps de l'autre membre qui n'est pas électrisé.

Groupe des fléchisseurs : Contraction minima au P. négatif : 8 mill.
— — — au P. positif : 20 —

Excitabilité un peu diminuée. Pas de réaction de dégénérescence.

Biceps. La contraction minima au P. positif et au P. négatif: 11 milliampères. La contraction à la fermeture du positif égalant la contraction à la fermeture du négatif, il semble y avoir là un commencement de réaction de dégénérescence.

Les résultats fournis par l'électrisation faradique concordent parfaitement avec ceux fournis par l'électrisation au moyen des courants continus.

Membre inférieur droit :

1° *Courants faradiques.* — Triceps crural. Excitabilité très diminuée, contraction lente et paresseuse. Adducteurs, bonne contraction.

Jambier antérieur... Jumeaux et soléaire. Péroniers........... } très faible contraction avec des courants très intenses.

Nerf péronier....... — poplité interne. } donnent d'assez bonnes contractions.

2° *Courants continus.* — Triceps crural. Minimum de la contraction au P. négatif, 28 mill. au P. positif, 33 mill.

Pas de réaction complète de dégénérescence.

Jambier antérieur : minimum de la contraction au P. négatif, 20 mill. au P. positif, 20 mill.

La contraction à la fermeture du positif est plus forte que la contraction à la fermeture du négatif. Il y aurait donc là un commencement de réaction de dégénérescence.

Membre inférieur gauche. — Les mêmes résultats sont fournis par l'examen électrique.

APPAREILS ET FONCTIONS. — 1° *Appareil circulatoire*, pouls petit. légèrement ralenti, pas de dicrotisme.

2° *Appareil respiratoire.* — Rien d'anormal.

3° *Appareil digestif.* — Pas de troubles gastriques, actuellement. Constipation opiniâtre, persistant depuis fort longtemps; pas de liséré saturnin, les dents sont rares, mais non décharnées.

Rate. — Normale.

Foie. — Diminution notable de volume.

4° *Organes des sens.* — Œil : champ visuel normal, pas de scotome central pas de dyschromatopsie, réfraction et acuité visuelle normales, aucune lésion ophtalmoscopique.

Ouïe, goût et odorat. — Rien de particulier.

Mémoire. — Elle paraît bien conservée, rêves autrefois fréquents.

Traitement. — Massage, électricité, hydrothérapie.

Mois de juillet 1887. — Le malade a récupéré peu à peu l'usage de ses membres, les bras ont repris toutes leurs fonctions. La marche ne peut être exécutée comme dans l'état normal à cause de la rétraction des tendons opposés aux muscles paralysés (tendon d'Achille, aponévrose plantaire).

Mois d'août. — Le malade est envoyé dans un service de chirurgie pour y subir la ténotomie.

L'opération est pratiquée, les résultats en sont fort bons, le malade commence à marcher sans ses béquilles, malheureusement il a comme voisin un amputé de cuisse, soumis deux fois par jour aux vapeurs phéniquées. Sous l'influence de ce voisinage, Bus... présente bientôt les symptômes de l'intoxication phéniquée (urines noires et rares, œdème de la face, puis généralisé, dyspnée, vomissements).

Se voyant fort mal, il demande à sortir de l'hôpital.

Quelques jours après nous apprenons sa mort, survenue par exagération des phénomènes déjà observés et congestion pulmonaire.

Diagnostic différentiel. — 1° Paralysie saturnine. En général dans ces cas ce sont les membres supérieurs qui sont pris. Ici nous voyons aussi bien les membres supérieurs qu'inférieurs être atteints. En outre nous devrions retrouver des symptômes d'intoxication saturnine : arthralgie, liséré plombique, encéphalopathie saturnine. Cela n'existe pas.

2° Paralysie spinale aiguë de l'adulte? mais toujours cette maladie a un début brusque avec fièvre et en outre cette paralysie se limite au bout d'un certain temps. Ici il n'y a pas eu un début aigu. En outre il y a eu une rechute, ce qui est contraire à cette hypothèse.

De plus dans cette affection les muscles atteints étant fibro-graisseux, il n'y a plus de réparation possible. Dans notre cas tous les muscles sont conservés. Les réactions électriques nous sont aussi d'un grand secours :

Dans la paralysie spinale, elles sont conservées au début et disparaissent ensuite; dans le cas actuel, c'est tout le contraire, à l'époque de son entrée à l'hôpital le malade avait les réactions de dégénérescence musculaire.

3° Est-ce un cas de paralysie général aiguë de Duchêne? C'est un cadre complet dans lequel on fait rentrer bien des affections. En outre elle aurait toujours un début aigu et l'atrophie serait très rapide: ici nous n'avons ni l'un ni l'autre. L'atrophie est très modérée.

4° L'hypothèse d'une lésion cérébrale n'est pas possible.

5° Est-ce une tumeur de la moelle?

La myélite transverse ne peut pas être soutenue.

La vessie, le rectum sont sains; il n'y a pas de contracture secondaire.

Donc c'est une paralysie périphérique.

CONCLUSIONS

1° Au nombre des symptômes prodromiques de la paralysie alcoolique peuvent se présenter des crises viscérales, des coliques qui ont tous les caractères des douleurs fulgurantes des membres.

2° Ces crises fulgurantes ou ces coliques ont un rapport direct avec les troubles moteurs. La diminution de la force musculaire coïncide toujours avec l'apparition de ces symptômes et se montre seulement dans les régions qui ont été le siège de ces douleurs.

3° Il existe quatre formes de paralysie fruste alcoolique :

a. *Des parésies matinales* (passagères) qui ne sont que l'exagération du tremblement alcoolique matinal avec tous les caractères des paralysies alcooliques.

b. *Des parésies limitées à un nerf.* Les prodromes, les troubles de sensibilité subjectifs et objectifs, les troubles trophiques et vaso-moteurs, la flaccidité en font des accidents imputables à l'alcoolisme.

c. *Des parésies diffuses des membres supérieurs* succédant à des crises de douleurs fulgurantes ou des coliques, surtout accentuées sur les extenseurs et accompagnées des symptômes des paralysies totales alcooliques.

d. *Des parésies des membres inférieurs,* dont il existe deux formes : l'une à prédominance sur les extenseurs, l'autre intéressant tous les muscles indistinctement.

INDEX BIBLIOGRAPHIQUE

1822. — **Jackson** (James). *New England journal of med. and. surg.* Boston.
    p. 351.

1843. — **Demeaux**. Thèse de Paris.

1847. — **Dauvergne**. *Bull. gén. de thérap.*, XXIII, 13-19.

1852. — **Huss** (Magnus), *Kronische alcools Kranhert.* Stokolm, Traduit du
    suédois en allemand par GERHARHT VAN DEN BUSCH. Leipzig.
    Bouchardat. Cours oral de la Faculté de Paris.

1853. — **Reber**. *De l'alcoolisme chronique.* Thèse de Paris.

1860. — **Marcet**. *On chronic alcoholic intoxication.* London.
    Willshire. Chronic alcoholism and its effects on the nerv. syst.
    (*Lancet*).

1861. — **Bourdon**. *Archives générales de médecine.* S. V., vol. XVIII, p. 545.,
    Gaudon. *Gaz. méd. de Paris*, 1861, n° 38, p. 601.

1862. — **Marcé**. Paralysie alcoolique *Soc. méd. des hôp.*.

1863. — **Voisin**. Alcoolisme chronique. *Bull. Soc. anat. de Paris*, 577.

1864. — **Fournier**. Article Alcoolisme du *Dict. de méd. et de chirur. prat.*, I.
    Jaccoud. *Des paraplégies.* Paris.
    Topinard. *De l'ataxie locomotrice.* Paris, p. 41-47.

1865. — **Lancereaux**. Article alcoolisme du *Dict. encycl. des sc. méd.*, II.
    Leudet. Note sur les accidents nerveux périphériques de l'alc. chron.,
    ibidem.
    Lancereaux. Étude sur les altérations produites par l'abus des
    boissons alcooliques. *Gaz. hebd.*, p. 435 et 464.
    Tripier. *Mém. Soc. de sc. de Lyon*, 313-323.

1866. — **Dumenil**. Contribution pour servir à l'histoire des paralysies péri-
    phériques. *Gaz. hebd.*, p. 56.

1867. — **Leudet**. Étude clinique de la forme hyperesthésique de l'alcoolisme
    chronique et de sa relation avec les maladies de la moelle (*Arch. gén.
    de méd.*, S. 5, IX, p. 5.

1868. — **Reginald Tompson**. On paralysis of the extensors, *Med. chir
    Transact.*
    Leclerc. *Étude sur quelques accidents nerveux aigus de l'alcoolisme
    chronique.* Th. de Paris.

1869. — **Fabre.** *Maladies produites par l'abus des boissons alcooliques.* Th. de Montpellier, 16.

Kennard. Three cases of alcoholision, *Med. arch. St-Louis*, 65-78.

1870. — **Laure.** *Lyon médical*, II, 388. *Mém. soc. de sc. méd. de Lyon*, p. 147.

1871. — **Handfield Jones.** Epilepsy and other nervous affections resulting from the excessive use of alcohol, *The Practitionner*, p. 331.

Dechambre. Dangers de l'alcoolisme et de l'usage du tabac, *Gaz. hebd. de méd. de Paris*, 405.

1784. — **Wilks.** Alcoholic paraplegia, the *Lancet*, I, p. 320.

Hunter (William). Alcoolic paraplegia, *Lancet*, I, p. 420.

Clarke (Lockart). Alcoolic paresis and paraplegia. *Lancet*, I, p. 427.

Cicero. Estudio anatomico pathol del higado de los enfermos alcoholicos. *Observador med. Mexico*, 1772, 181-193.

1873. — **Dagonet.** De l'alcoolisme, au point de vue de l'aliénation mentale. *An. méd. psych.*, s. 5, IX, p. 212.

Magnan. *Leçons sur l'alcoolisme chronique* (Asile Ste-Anne).

Lolliot. De l'alcoolisme comme cause de la paralysie gén. *Gaz. des hôp.*, 817.

1874. — **Thornby.** Alcoholism, or, of sones the effects of alcohol on the nervous system. *Med. Presse, and circ.*; p. 310. London.

Carpentier. Alcoolisme chronique, mort, autopsie. (*Presse méd. belge*, p. 73.)

Leudet. *Clinique méd. de l'Hôtel-Dieu, Rouen.*

Hammond. The effect of alcohol upon the nervous system (*New-York, med. Rec.*)

King. Alcoolism et paralysis.

Recovery, *Amer. journal med. sc. Philadelphie*, 153.

1875. — **Desplats.** *Des paralysies périphériques*, Th. agrégation.

1876. — **Erb.** Krankeiten der peripheren cerebro spinalen nerven (henrol Centralbl., p. 514).

Willks. *Britih med. Journal*, p. 845, 31 décembre.

O' Connor. *Obser. of sonce of the effects of chronic, alcohol in the nervous.* Dublin, g. m., S. C., 79.

1877. — **Charcot.** *Leçons sur les maladies du système nerveux*, II.

Westphal. *Charité Annalen*, p. 393.

1878. — **Buzzard.** Alcoolisme, etc. *Brain*, I, p. 121.

Hayne. Alcoolisme ists path. anat. cond. *West Lancet San Francisco*, 405.

W. H. Thompson. Nervous and muscular disord. in. chr. alcoh. *Med. Rec.*, p. 181, New-York).

1879. — **Wesphal.** *Char Annalen.* Berlin, 393-404.

Vulpian. *Leçons sur les maladies du système nerveux*, II, 153.

1879. — **Leyden.** *Maladies de la moelle épinière*, Trad. franc., Paris.

1880. — **Leyden.** Ueber, Poliomyelitis und neuritis *Zeitschr. z. Klin. med.*
I, 387, in *Gaz. hebd.*, 7 janvier 1881.

1881. — **Granger Stewart.** On paralysis of hands and fets from disease of
nerves, *Edinb. méd. jour.*, p. 865 ; analyse dans *Revue des sc. méd.*,
XVIII, p. 518.

1881. — **Lancereaux.** Des paralysies alcooliques, *Gaz. hebd. de méd. et de
chir.*, p. 119.

Stübe. Ueber multiple neuritis. Berliner Dissert.

1882. — **Lancereaux.** Intoxication par le vulnéraire et l'eau de mélisse.
Union méd., p. 673.

Gaucher. *Etude clinique sur l'absinthisme chronique.* Th. de Paris.

Fischer. Einige eigenthumliche Spinal er Krankungen bei Trinkern.
Arch. f. Psch. und nervenkr, XIII, p. 1.

Myrtle. On a case of acute ascending paralysis chronic alcoholism.
Brit. med. journal, London, I, p. 312.

1883. — **Pitres et Vaillard.** Contribution à l'étude des névrites périphériques non traumatiques, *Arch. de neurol.*, p. 190.

Strumpell. Zur Keintniss der multiplen degenerativen neuritis.
Arch. f. Psych. nervenkr, p. 339. Rev. de Sc. unc, XXV, 178.

Glynn. Cases of alcoholic paraplegia. *Liverp. med. surg. journal.*

Erb. *Neurolog. Centralblatt.*

1883. — **Leval Picquechef.** Case of alcoholic paraplegia, *Liverp. med. surg.
journ.*

Wille. Quelques relations cliniques de l'alcoolisme chronique. *Congrès
des naturalistes et médecins allemands à Fribourg.* In *Arch. de
neurol.*, VIII, 225, 1884.

Mœll. Alcolismus atrophische. Lachmung der extensoren an ober-
schenkel, *Charité Annalen*, 552-550.

1884. — **Déjerine.** Du nervo-tabes périphérique. *Arch. de phys.*, p. 531,
15 févr.

Broadbent. On a form alcoholic spinal paralysis (*The Lancet*), 294.
Discussion à la S. de méd. roy. de Londres, ibidem.

Mœli. Statisch. u. klin. über alcoholism. *Char. Ann.*, IX, p. 541.

Ch. Féré. Des paralysies alcooliques. *Progrès médical*, 14 juin, p. 475.

Dreschfeld. On alcoholic paralysis, *Brain. London*, VII, p. 200-211.

Charcot. *Leçons sur les paralysies alcooliques*, rev. par Gilles de la
Tourette, *Gaz. des hôp.*, 28 août.

Seelig-Muller. Myelitis der Potatoren. *Tagell. d. versamb. deutsch
natur. u. artz, zu Magdeburg.* Analyse in *Deutsch. med. Zeit.*,
nov. 1884.

Kruché. Pseudotabes der alkoholiker. *Deutsch. med. Zeit.*, n° 72.

1884. — Déjerine. Paralysie alcoolique. *Gaz. d. hôp.*, 23 oct. Du nervo-tabes d'origine périphérique. *Arch. de physiol.*

Hadden. Two fatal cases of alcoholic paralysis (*The Lancet*, II, 735).

Alcool, paraplegie and ataxie, *Chronicle*, octobre.

Hirt. Zur pathologie der multylen neuritis. *Neurol Centblatt.*

1885. — Rey. Paraplégie d'origine alcoolique suivie de guérison, *Ann. méd.*

Lancereaux. Paralysies toxiques et paralysies alcooliques, rev. par Œtteinger. *Union méd.*, II, 73.

Œttinger. *Etude sur les paralysies alcooliques (névrites multiples chez les alcooliques)*. Th. de Paris.

Hun, Henry. Alcoholic paralysis. *Amer. Journ. med. Philad.*, 372.

Casanova. *Intoxication chronique par l'alcool, l'absinthe et le ruinéraire*. Th. de Paris.

Hadden. Cases illustrating the symptomes and treatment of chronic alcoholisme, and its effects on the nervous system, *The Lancet*, II, 610-661.

1885. — Schultze. Beitrag, der Letorenre des multyplen neuritis bei Poïah (*Neurol. centrabl.*, 1er oct.)

Lœvenfeld. Névrites dans l'alcoolisme. *Berl, Gesellsch. f. psych.* 13 juillet.

Schulz. Névrites périphériques, alcoolisme (*Neurol centrabl.*, nos 19, 20, 21.

Buzzard. Sur certaines formes de paralysie dues à la névrite périphérique. *Americ. Journal of med. sc.*, avril, p. 372.

1886. — Brissaud. *Les paralysies toxiques*. Th. agrég.

Gombault. Sur les lésions de la névrite alcoolique. *Compte rendu Ac. d. sc.*, 22 février,

Uthoff (W.). Untersuchungen über den Einfluss des chronischen alkoholismus auf. das menschlische Sehorgan (*Arch. f. opht*, Berlin, XXXII, 4 abl. 93, 188,

Kast. La névrite acgénérescence primitive au point de vue clinique et anatomique. *Deutsh. arch. f. Klin. med. Progrès méd.*, 7 mai 1887.

Dreschfeld. *Brain*, janvier.

Standish. A case of alcoholic paralysis. *Boston. med. et s. g.*, o. XIV, 361-364.

Saundby. *Lancet*, 241-243.

Leroux. *Médecin clinicien*, Paris, 86, 217-220.

1887. — Vierordt. Dégénérescence des cordons de golf. chez un buveur. *Arch. f. Psych. u. Nervenkr*, XXI, 2.

Dreyfus-Brisac, *Gaz. hebd. de méd.*, XIV, 52-54.

Gorton. Two cases chronic alcoholism. *Boston med. and surg. journal*, CXVI p. 201.

1897. — **Biggs**, *New-York M. J*, XLV, 442.

Gilles de la Tourette, James Jackson et les paralysies alcooliques (*Arch. de neurol*. Mai, p. 381.

Stewart, A case of alcoholic hemiplegia. Nashiilio, M. Nwes, I. 8.

Rousseau. Un cas de pseudo-paralysie générale alcool, *Encéphale*. mai.)

Déjerine, Sur l'existence d'une névrite du pneumo-gastrique dans l'alcoolisme. *Compte rendu Société de biologie*. S. S., IV, 470, 473.

Finlay, Discussion sur la paralysie alcoolique à la Société, prof. de méd. et de chir, de Londres (Voir, *Sem., méd.*, 1er juin).

Pitres, *Leçons sur les paralysies alcooliques*, Hôpital St-André, Bordeaux, juin.

Finlay David. Three cases of alcoholic paralysis. *The Medico chirurgical Transactions*, published by the Royal medical and chirurgical Society of London.

IMPRIMERIE LEMALE ET C¹ᵉ, HAVRE

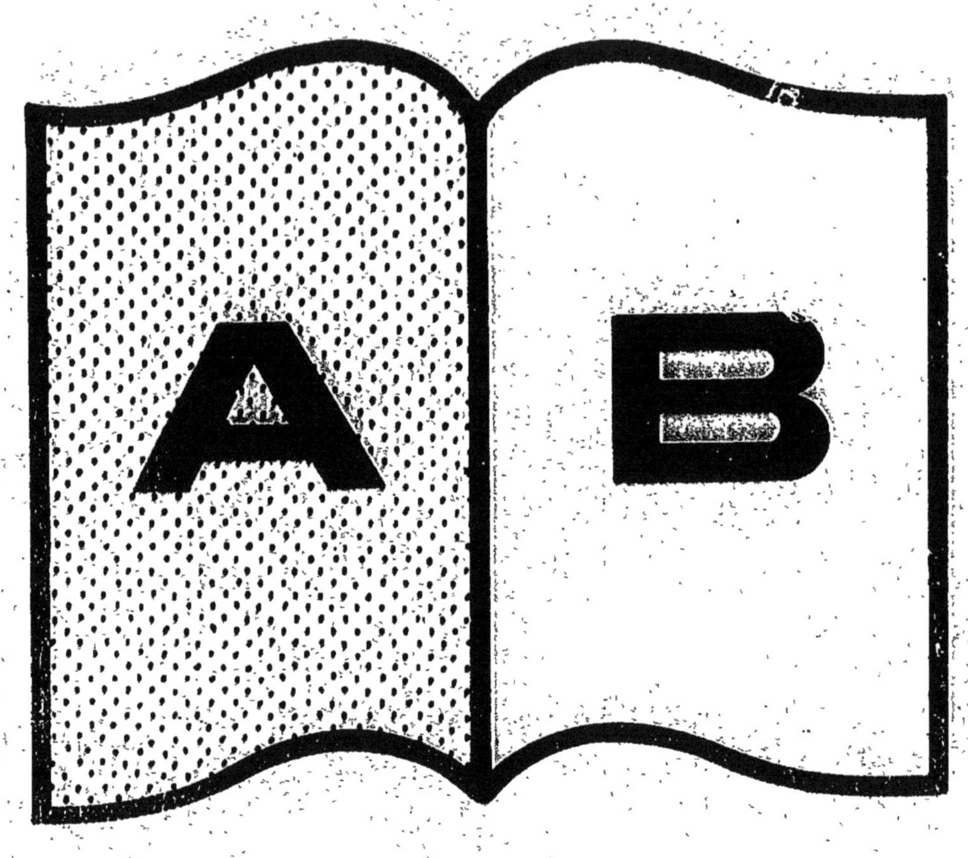

Contraste insuffisant

NF Z 43-120-14

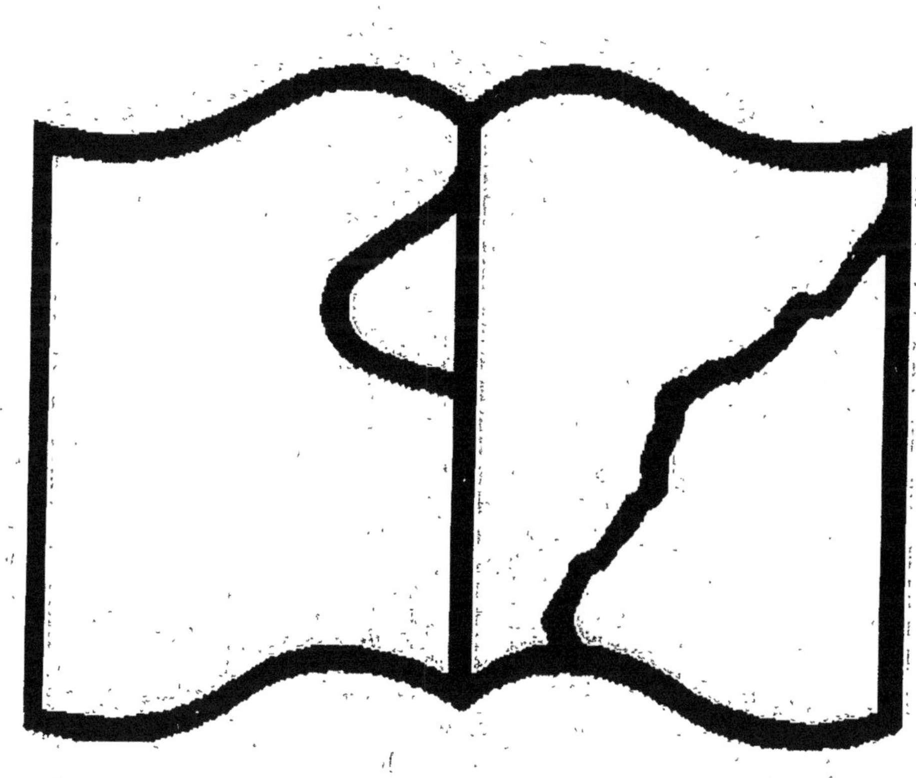

Texte détérioré - rellure défectueuse
NF Z 43-120-11